reinhardt

Reinhardts Gerontologische Reihe
Band 55

Gabriele Paulsen

Was Pflegekräfte über Sexualität im Alter wissen sollten

Bedürfnisse – Grenzen – Strategien

Unter Mitarbeit von Nina de Vries

Mit einem Vorwort von Erich Schützendorf und einem Nachwort von Stefan Hierholzer

Mit 33 Abbildungen und 7 Tabellen

Mit Online-Zusatzmaterial

Ernst Reinhardt Verlag München

Gabriele Paulsen, Hamburg, Fachkrankenpflegerin, berät und coacht im Gesundheitswesen. Als Inhaberin der Agentur Nessita empfiehlt sie SeniorInnen und immobilen Menschen erotische Dienstleistungen.
Nina de Vries, Berlin, arbeitet seit vielen Jahren als Sexualassistentin v.a. für Menschen mit Behinderungen oder kognitiven Beeinträchtigungen. Sie hält Vorträge zum Thema und bildet selbst SexualassistentInnen aus.

Bibliografische Information der Deutschen Nationalbibliothek

Die Deutsche Nationalbibliothek verzeichnet diese Publikation in der Deutschen Nationalbibliografie; detaillierte bibliografische Daten sind im Internet über <http://dnb.d-nb.de> abrufbar.
ISBN 978-3-497-02744-6 (Print)
ISBN 978-3-497-61033-4 (PDF-E-Book)
ISBN 978-3-497-61065-5 (EPUB)
ISSN 0939-558X

Printed in EU
Covermotiv und Illustrationen im Innenteil: © Nina de Vries, Potsdam
Satz: Bernd Burkart; www.form-und-produktion.de

Ernst Reinhardt Verlag, Kemnatenstr. 46, D-80639 München
Net: www.reinhardt-verlag.de
E-Mail: info@reinhardt-verlag.de

Inhalt

Die Fragebögen aus Kapitel 4 finden Sie als Kopiervorlagen im Anhang und als Download unter www.reinhardt-verlag.de/de/downloads/.

Vorwort

Der alte Mensch bleibt ein sexuelles Wesen, ob weiblich oder männlich, ob dement oder bei Sinnen, ob körperlich beeinträchtigt oder unversehrt, ob selbstständig oder pflegebedürftig.

Natürlich ist das so.

Und selbstverständlich hat jeder Mensch ein Recht auf seine Sexualität.

Wie aber steht es mit diesem Recht, wenn der Mensch nicht mehr in der Lage ist, seine Wünsche nach Erotik, Lust, Sinnlichkeit, Zärtlichkeit und Beischlaf ohne Hilfe zu befriedigen?

Mitarbeiter in der Altenpflege kennen diese Menschen. Sie werden mit deren Verlangen, Begierde und Lust verbal und manchmal auch handgreiflich konfrontiert. Das führt zu Irritationen und Verunsicherung, denn die Orte, an denen alte Menschen gepflegt werden, fühlen sich für diesen wichtigen Lebensbereich weder zuständig noch verantwortlich. Zwar wird einem alten Mann die Eichel und einer alten Frau die Scheide gereinigt, aber die Gefühle, die Sehnsüchte, die Träume, die Begierden kommen nicht zur Sprache.

Wenn ein Mann nach einer Prostataoperation wissen will, ob er noch Geschlechtsverkehr haben kann, wenn eine Frau die Trockenheit ihrer Scheide beim Masturbieren beklagt, dann sind Pflegende im besten Falle ratlos, im schlimmsten Falle erleben sie die Sorge der alten Menschen als Anmaßung ihnen gegenüber.

So wird das Thema unter der Decke gehalten. Pflegende trauen sich nicht das „heiße Eisen“ anzupacken, sind nicht sicher, ob sie mit den alten Menschen offen darüber reden dürfen oder befürchten, weitergehende Gelüste auszulösen, die sie nicht mehr beherrschen können. Manche sind auch überzeugt, dass das Thema Sexualität nicht mit der Würde ihrer Profession zu vereinbaren ist.

Nur so ist zu erklären, dass selbst die harmloseste Form der Sexualität, die Erotik, bei der Pflege alter Menschen zu kurz kommt. Flirten, das Spiel mit den Augen, der Augenblick, der verzaubert, das Versprühen von Feenstaub, die liebevolle Berührung, der zarte Kuss auf die Hand, die Stirn, die Wange, all das gilt als überflüssig und unangemessen. In einem derartigen Klima haben Mitarbeiter, die in der Lage sind, den Menschen zärtlich, liebevoll, verwöhnend und schmeichelnd zu begegnen, einen schweren Stand.

Eine Pflegerin erzählt, dass sie sich zu einer unruhigen Dame in das Bett gelegt habe und zwar in der Löffelchenstellung. Die Dame sei ein wenig zur Ruhe gekommen und sie, die Pflegerin, habe das gute Gefühl gehabt, die Dame mit ihrer körperlichen Wärme zu verwöhnen. Kolleginnen reagieren empört. Das sei ja wohl das Letzte, sich in ein Patientenbett zu legen, das sei absolut unprofessionell.

Wer Menschen mit Demenz begleitet, der weiß in aller Regel, dass er sie durch Zeigen und Vormachen zu selbstständigem Handeln anleiten kann, und er weiß vor allem, dass er bei den Menschen bleiben muss, um ihnen Sicherheit zu geben. Beim Anreichen von Speisen oder Getränken hat sich das bewährt. Beim Duschen scheint eine solche Vorgehensweise unvorstellbar, ja abwegig. Doch bin ich überzeugt, dass sich mancher Herr und manche Dame mit Demenz mit weniger Aufwand duschen ließen, wenn eine Pflegekraft sich mit unter die Dusche stellen würde. Es überrascht nicht, dass ein entsprechender Vorschlag bei den meisten Pflegenden sofort sexuelle Fantasien auslöst, die unter Protest abgewehrt werden müssen.

Solange Liebe, Erotik, Sinnlichkeit und Sexualität in der Altenpflege fast ausschließlich unter dem Aspekt von Missbrauch und Übergriff durch die sexuell aktiven alten Damen und Herren behandelt werden, bleiben die positiven Auswirkungen der körperlichen Nähe unbeachtet.

Selbstverständlich muss niemand in der Pflege über seine Grenzen hinweggehen. Wer sich nicht in der Lage fühlt, einen alten Menschen im Genitalbereich zärtlich und sinnlich zu waschen, kann und darf dazu nicht verpflichtet werden. Es darf umgekehrt aber auch niemandem verboten werden. Sinnvolle Grenzen, zum Beispiel aus arbeitsrechtlichen Gründen, müssen besprochen werden, aber doch so, dass die Pflegenden mit sehr niedrigen Grenzen nicht den Maßstab für eine Pflege setzen, die Sinnlichkeit verhindert.

Zu Recht fordert die Autorin: „Schaffen wir daher Gelingensbedingungen für Lust statt Verlust." (Einleitung). Die Schaffung eines sexualfreundlichen Klimas sollte der erste Schritt sein. Sie nennt das passive Sexualassistenz. Mitarbeiter sollten offen für die sexuellen Wünsche der alten Menschen sein; sie müssen sie nicht erfüllen, aber sie müssen nach Wegen suchen, wie ein Gelingen möglich werden kann. Für die aktive Sexualassistenz, Kuscheln, Erotik, Sex, Massage oder auch das Duschen können dann Frauen und Männer angefragt werden, die gegen Entgelt bereit sind, eine sexuelle Dienstleistung zu erbringen. Sexualassistenten bieten „den Austausch von Zärtlichkeit und Nacktheit, den Genuss der Zeit zu zweit" (Kap. 1) an. Das klingt gut und so ist zu hoffen, dass aktive Sexualassistenz eine selbstverständliche Dienstleistung wird, die ein alter Mensch, der darauf angewiesen ist, anfordern kann.

Ich denke nicht, dass es einen Anspruch auf die Vergütung dieses Vergnügens gibt. Aber vielleicht sind Fördervereine, die sich für das Wohl alter Menschen mit Beeinträchtigungen einsetzen, bereit, im Bedarfsfalle die Kosten zu übernehmen. Wer sich rechtzeitig Gedanken über seine Zeit der nachlassenden

Autonomie macht und sich ein Leben ohne Zärtlichkeit und Sinnlichkeit nicht vorstellen kann, der könnte, ein weiterer Vorschlag von mir, vorsorglich einen Betrag für die zukünftige erwünschte Dienstleistung zurücklegen. Auch ist es sinnvoll, durch eine Lebensverfügung (wie sie z. B. in meinem Buch *Meine Lebensverfügung für ein gepflegtes Alter*, Ernst Reinhardt Verlag, 2017, vorgestellt wird) o.ä. schriftlich festzuhalten, welche eigenen Wünsche und Bedürfnisse im Pflegefall berücksichtigt werden sollen.

Tönisvorst im Mai 2018
Erich Schützendorf

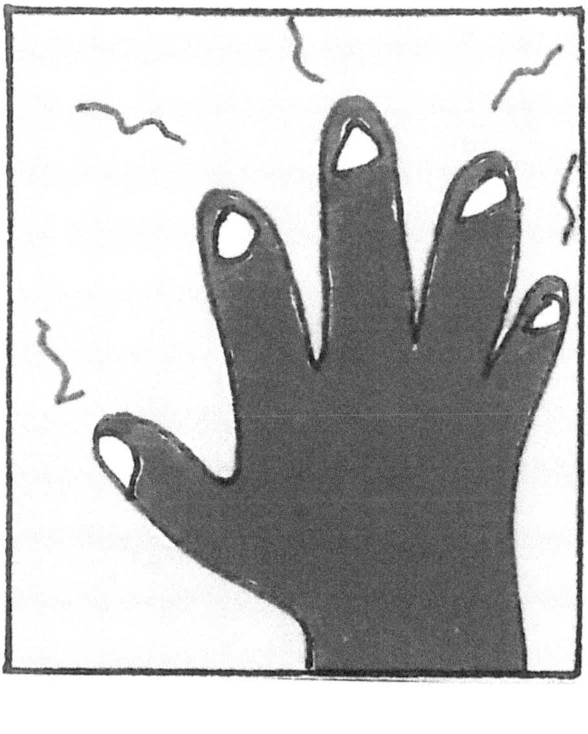

Einleitung

Sexualität in der zweiten Lebenshälfte gilt in der Gesellschaft nach wie vor als vernachlässigtes Thema. Und das, obwohl diese Zeit mittlerweile als sehr bewegt und nicht ruhig – sozusagen als vorzeitige Einstimmung auf den Ruhestand – beschrieben wird.

Auch die wissenschaftliche Datenlage zum Thema Erotik und Sexualität im Alter ist im Jahre 2017 noch unzureichend. Doch die Thematik stößt zunehmend auf öffentliches Interesse – und hält nun auch in stationären Pflegeeinrichtungen Einzug. Denn in Kürze bezieht die Oswalt-Kolle-Generation unsere Pflegeheime.

Der deutsche Journalist, Autor und Filmproduzent wurde in den 1970er Jahren bekannt durch seine Filme zur sexuellen Aufklärung. Obwohl seine Texte und Filme gegen die damals vorherrschenden Moral- und Sittenvorstellungen verstießen, genossen sie einen großen kommerziellen Erfolg. Kolle arbeitete bis zu seinem Tod 2010 in Amsterdam an seinem letzten Buch „Sex: 10 Todsünden" (Kolle/Wagner 2011). Er wurde ebenfalls 2010 vom Internationalen Bund der Konfessionslosen und Atheisten e.V. (IBKA) für seine Verdienste um die sexuelle Selbstbestimmung geehrt.

Durch den Generationswechsel folgt somit eine Bewohnerklientel mit einer ganz anderen sexuellen Sozialisation, gepaart mit dem Mut und dem Wunsch, die eigenen, ganz natürlichen Bedürfnisse zu benennen und auch auszuleben.

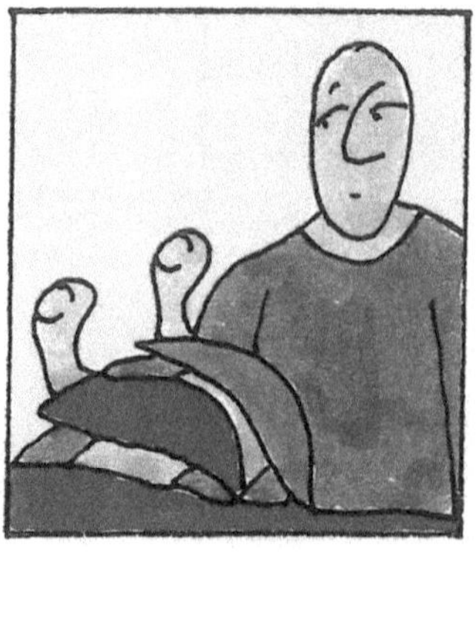

Denn wir alle wissen: Der Wunsch nach Zärtlichkeit und Intimität verlässt uns auch im zunehmenden Alter nicht. Zeiten ändern sich, doch Gefühle bleiben.

Das neue Pflegestärkungsgesetz legt den Fokus auf ein weitestgehend selbstbestimmtes Leben im eigenen Zuhause. Dafür nimmt der Bund künftig viel Geld in die Hand, um die Versorgung sicherzustellen und Defizite durch personelle Unterstützung der pflegenden Angehörigen auszugleichen. Um den Anforderungen des neuen Pflegemarktes gewachsen zu sein, werden sich vollstationäre Institutionen ebenfalls diesem Anspruch auf Selbstbestimmung stellen müssen. Das fordert ein Umdenken in der Versorgung. In diesem Buch sollen Geschichten erzählt, Beispiele erörtert, Impulse gesetzt und zum Nachdenken anregt werden. Die Erfahrungen aus der Praxis können unterstützen, begleiten, Raum geben, wertschätzen, herausfordern und bestenfalls neue Wege bereiten. Selbstbestimmung ist nicht ausschließlich universell möglich und nötig, sondern kann als graduelles Konzept in der Pflege gelebt werden. Auch wenn es in Teilen, zumindest gefühlt, nicht mit unserer Pflege- und Sorgekultur konform geht, denn Pflegende neigen nach wie vor zum „Überpflegen". Aus Sorge und Fürsorge ist schnell entschieden, was dem zu Pflegenden gutzutun scheint bzw. was richtig oder angemessen wäre. Eine Form von Übergriffigkeit, die nur durch Reflexion des eigenen Handelns als solche erkannt werden kann. Wenn es dadurch gelingt, Situationen weitestgehend wertfrei zu analysieren, wird es möglich, die (Für-)Sorge der Selbstbestimmung gegenüberzustellen und eine bewusste Entscheidung zu treffen.

Es folgen acht Kapitel, deren Überschriften wir zur besseren Orientierung an die Pflege-Charta (BMFSFJ 2014) angelehnt haben, um das Thema Sexualität gezielt miteinzubeziehen. Damit können Mitarbeiter aus der Pflege in ihrer persönlichen Entwicklung nicht nur an Pflegetheorien wachsen, sondern auch Denkanstöße mit hohem Praxisbezug bekommen. Für die Einsicht in die Pflegepraxis gibt es über das Buch verteilt immer wieder Praxisbeispiele mit Lösungsansätzen, die in Zusammenarbeit mit Frau Margret Schleede-Gebert (www.schleedegebert.de, 16.05.2018) entstanden sind. Pflegende Angehörige stehen ebenfalls oft und auch erstmalig vor der großen Herausforderung, einen nahestehenden Angehörigen zu pflegen. Wenn es dann nicht um die Grund- und/oder Behandlungspflege, sondern um wut-, scham- oder auch ekelauslösende Themen geht, ist es möglich, dass Pflegende überreagieren oder sich aus Unsicherheit der Situation entziehen. Meist bleibt es nicht bei einer einmaligen eher unangenehmen Begegnung – sind nämlich keine respektvollen Zeichen der eigenen Grenzen in Wort, Mimik und Gestik spürbar, nimmt die Verunsicherung auf beiden Seiten zu. Als „sexuelle Wesen" sind wir alle unseren ganz natürlichen Bedürfnissen unterworfen. Sie sind nicht veränderbar – veränderbar sind aber unsere Werte und Normen, um (nicht nur die eigenen) Bedürfnisse erfüllen zu können. Wir können eine andere Strategie zur eigenen Bedürfnisbefriedigung wählen. Es kommt auf die Priorität der Befriedigung an. Diese verschiebt sich je nach Bedürfnislage, das heißt zum Beispiel, wenn ich Hunger habe, hat das Bedürfnis nach Essen die höchste Priorität.

Sexualität im Alter und im Zusammenhang mit Demenz wird bisher ausschließlich pathologisch diskutiert. Dem Menschen mit Demenz wird somit eine gleichwertige Sexualität abgesprochen. Diesbezügliche Forschungen sind meist wenig aussagekräftige Zahlenwerke und zudem kaum ergebnisorientiert. Schaffen wir daher Gelingensbedingungen für Lust statt Verlust – und damit verbundenen Frust. Wen geht es an, wer kann betroffen sein? Die Grafik des statistischen Bundesamtes zeigt den Bedarf in Zahlen.

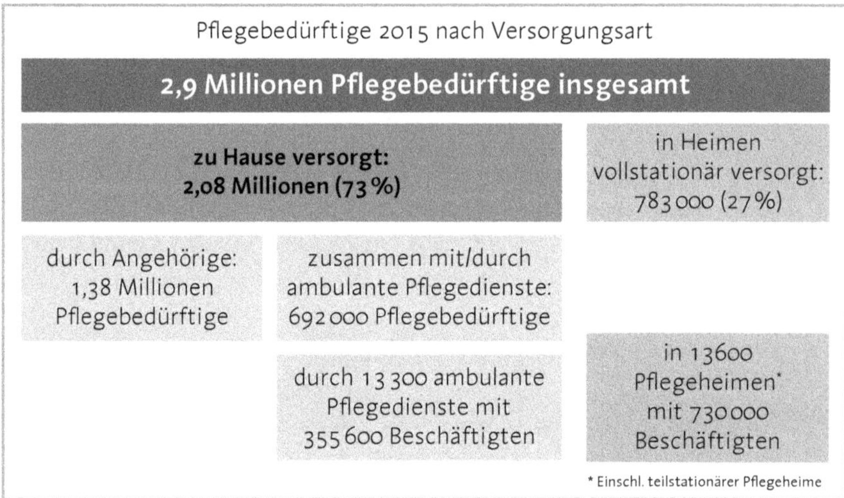

Abbildung: Eckdaten der Pflegestatistik (Statistisches Bundesamt 2015, 5)

Scham schützt unsere Intimität und ist ein entscheidender Mechanismus, um Gruppen zu bilden und zu erhalten: Eine peinliche Emotion treibt dazu an, die geltenden Normen einzuhalten. Selbst wenn nur 1 % der knapp 800.000 Bewohner von Pflegeheimen in Deutschland, die geltende Norm nicht mehr einhalten können (wie z. B. im Falle demenzieller Veränderungen), werden stationär nicht nur umfangreiche kommunikative und sprachliche Fähigkeiten nötig. Es braucht neue institutionelle Konzepte für dieses ganz natürliche Bedürfnis nach Nähe.

Zur besseren Lesbarkeit haben wir in diesem Buch für alle Personen die männliche Form verwendet. Selbstverständlich ist die weibliche Form immer mitgemeint.

1 Das Recht auf selbstbestimmte Sexualität

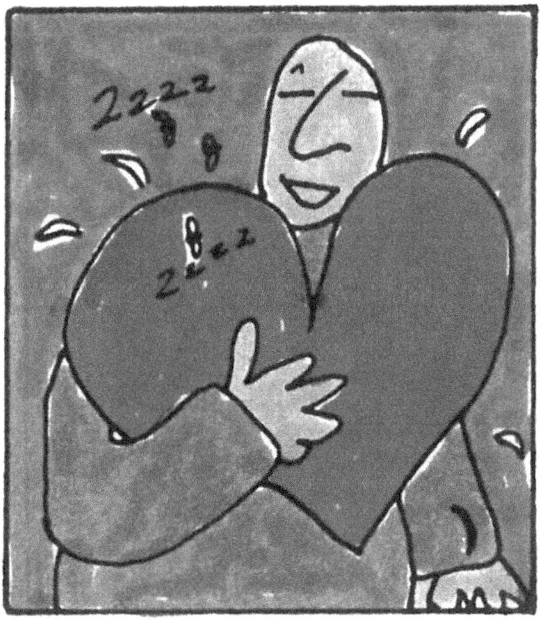

Welches Angebot können Pflegekräfte ihren Bewohnern und Klienten machen?

Die Entscheidung, auf Sexualität zu verzichten, kann im Alter eine durchaus sinnhafte, gesunde Dimension haben – insbesondere, wenn Sexualität in jüngeren Jahren nie als lustvoll, sondern als Pflicht, als schmerzhaft erlebt und mit Ekel verbunden wurde. Gerade Frauen wurden im Leben oft auch mit Gewalterfahrungen konfrontiert. Ein allgemein gültiges Optimum an sexuellem Interesse gibt es in keinem Alter, vielmehr variiert diese je nach individueller Lebenslage (Ebberfeld 1992). Sexualität verschwindet im Alter meist, wenn sie schon früher unwichtig und die Einstellung dazu negativ war. Sicherlich verliert sie im Laufe des Lebens an Bedeutung – und doch findet mehr davon statt als zugegeben wird. Es gibt immer wieder Liebesbeziehungen, die innerhalb der Einrichtung entstehen, und auch neue Begegnungen mit Menschen, die nicht stationär aufgenommen sind. Dazu kommt, dass die meisten Menschen sich oft sehr viel jünger fühlen, als sie sind. Im Falle einer *stationären Heimaufnahme* stellt sich dann die Frage, ob noch die Möglichkeit besteht, erotische Bedürfnisse – ganz unabhängig vom Geschlecht – zum einen zu bekunden und zum anderen auch auszuleben. Homosexualität ist in der Generation, die heute die Heime bewohnt, noch keine Normalität. Wurde sie in Österreich doch noch bis 1971 strafrechtlich verfolgt, während sie in Deutschland 1969 und in der Schweiz 1942 straffrei wurde.

BEISPIEL

Wir sorgen für Anstand: Zwei Bewohnerinnen teilen sich ein Zimmer. Tagsüber gehen sie Hand in Hand über den Flur und küssen sich häufig. Oft liegen sie morgens in einem Bett. Der Nachtdienst hat beobachtet, dass es zu sexuellen Handlungen kommt. Die Mitarbeiter beschließen, die beiden zu trennen. Aussage: „Wir ziehen uns doch hier keine Lesben ran!“

Lösungsansatz: Die professionelle Pflegekraft weiß, dass die meisten Menschen vermutlich bisexuell sind. Gerade für die Generation, die derzeit noch die Heime bewohnt, bestand in der Nachkriegszeit ein Männermangel. Schon während des Krieges sind Frauen zueinander geflüchtet, um sich gutzutun.

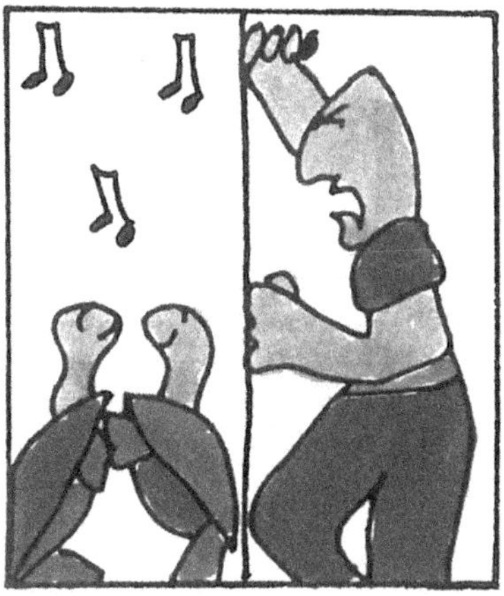

Das Interesse an unseren Mitmenschen und neuen Mitbewohnern kann und darf wieder erwachen. So sind Neugierde und Flirts beim gemeinsamen Essen nicht ungewöhnlich. Oft berichten Pflegende aus der Praxis von einer Art Wettbewerb beim Buhlen um neue Bewohner. Männer werden von Frauen umgarnt und umgekehrt, nicht selten kommt es dabei zu Unstimmigkeiten und ungewöhnlichen Verhaltensweisen. So wird gerade während der Mahlzeiten im Speiseraum um den Platz neben dem „Neuen" gestritten oder im Gespräch versucht, die eigenen Chancen auszuloten.

BEISPIEL

Das geht ja gar nicht: Herr B. lebt in einer betreuten Wohnanlage. Er ist für sein Alter noch sehr attraktiv und die Damen im Haus hofieren ihn. Jeden Nachmittag überredet er eine der Damen, ihn doch nach Hause zu begleiten. Circa 45 Minuten später wird der Notruf betätigt und Herr B. fordert von der Pflegekraft, die vor ihm kniende Frau aus dem Zimmer zu bringen. Die Hose von Herrn B. ist offen. Offensichtlich hat die Frau ihn oral befriedigt.

Lösungsansatz: Diese Situation ist sowohl für die Dame als auch für das Pflegepersonal entwürdigend. Daher steht ein Gespräch mit Herrn B. an, dahingehend, dass er künftig dafür Sorge trägt, sein Liebesspiel so zu gestalten, dass die Intimsphäre aller gewahrt bleibt.

Während eines Krankenhausaufenthaltes können diese Interessen oder Regungen mit der zeitlich begrenzten Verweildauer sicherlich im Hintergrund verbleiben (zumal in der Klinik grundsätzlich Therapie und Genesung im Vordergrund stehen).

Jung verunfallte Menschen (mit z.B. folgender Querschnittslähmung) bedürfen im Rahmen der Rehabilitation sehr wohl der Unterstützung beim Erleben der zukünftig „neuen" eigenen Sexualität. Hier sind Stimulantien wie aufklärende Gespräche in offener Atmosphäre, Filme, Hilfsmittel („Sexspielzeug"), aber auch Sexualassistenz gemeint. Auch in Einrichtungen für Menschen mit Behinderungen hat diese Art der Unterstützung bereits seit Jahren einen festen Platz.

In Senioreneinrichtungen geht man noch sehr zurückhaltend mit dem Thema um. Obwohl Senioren immer deutlicher ihr Recht auf Sexualität und Beziehung einfordern, fehlt es den Trägern an sexualpädagogischen Konzepten und Möglichkeiten der praktischen Umsetzung. Belastende Vorurteile lassen es an Empathie bzw. professionellen Umgangsformen mangeln – und oft auch an konkreten Umsetzungsideen. So scheuen meist Personal, aber auch Bewohner und Angehörige eine offene Gesprächskultur zum Thema. Die dahinterliegende Angst vor Zurückweisung scheint übermächtig und führt zur Verleumdung der eigenen Gefühle. Die Akzeptanz von Bewohnerwünschen setzt meist eine Eigenverantwortlichkeit voraus, die sich die Bewohner nach dem Einzug selbst gar nicht zugestehen. Grenzüberschreitungen, egal welcher Art, werden von ihnen in Kauf genommen oder nicht als solche empfunden (diese sind selbstverständlich auch umgekehrt möglich).

Lebendig fühlt sich der zu Pflegende meist dann, wenn er die Fähigkeiten zur Selbstversorgung noch nicht verloren hat. Somit streben wir seit vielen Jahren die ressourcenorientierte Pflege an, welche wir künftig noch viel mehr mit den Erwartungen der Klienten abgleichen sollten, um einer Überversorgung entgegenzuwirken. Die Erhaltung selbstbestimmter Alltagskompetenz durch Kenntnis von Möglichkeiten und Präventionsmaßnahmen müssen gezielt durch Information, Beratung, Schulung und Moderation herbeigeführt werden, um das Gefühl von Stimmigkeit (Kohärenz) herzustellen.

> **!** Mit einem transparenten Konzept (z.B. einem Pflegeleitbild, Kap. 5) können hierfür Routinen mit Blick in die Zukunft geschaffen und Pflegeeinrichtungen zu lebendigen Räumen mit kurzen Wegen werden.

Transparenz beginnt bei der Wahrnehmung der Mitarbeiter. Werden Bedürfnisse adäquat erfragt oder erkannt und bekommen die Mitarbeiter Unterstützung durch die Einrichtungsleitung?

Wir wissen um erotische Bedürfnisse unserer Bewohner und erkennen diese an. Erotik altert nicht, sie reift. Kommunikation und professionelle Abgrenzung ist uns zum Schutz der Kollegen aller Bereiche ebenfalls ein Anliegen. Mit beispielsweise einem anlassbezogenen Meldebogen lässt sich die hausinterne Situation wie folgt prüfen:

- Wann ist was, wo passiert? Wer war beteiligt?
- Welche Art von Unterstützung wurde im Anschluss gesucht?
- Wie wurde auf der Handlungsebene situativ reagiert?
- Welche nächsten Schritte werden eingeleitet?

Man unterscheidet bei einer Meldung (A) Vorkommnisse zwischen Bewohnern und (B) Vorkommnisse zwischen Bewohner und Mitarbeitern.

Der Meldebogen macht eine Erhebung und Bedarfsermittlung in kurzer Zeit mit nur einem Formular nachweislich möglich. Es entsteht ein Überblick zum Thema im Haus. Um Veränderung einzuleiten und Bewusstsein zu schaffen, kann eine sich wiederholende Bewohnerbefragung zum Bereich Liebe, Intimität und Partnerschaft aufschlussreich und inspirierend sein:

- Ist die Atmosphäre in der Einrichtung für Sie eher lustfreundlich oder lustfeindlich? Fühlen Sie sich in Ihren Räumen ungestört und sicher? Haben Sie die Möglichkeit zu zweit in ihrem Schlafzimmer zu übernachten?
- Welche Veranstaltungen würden Sie gern besuchen?
  - Flirten/Kontaktbörse,
  - Lebenslust/Erotik,
  - Körpererfahrungen/Massage,
  - Liebe und Partnerschaft.
- Welche Filme würden Sie gern sehen (Liebe, Erotik, Partnerschaft, Sexualität)?
- Wünschen Sie sich mehr Literatur oder Hörbücher zum Thema in der Hausbibliothek?
- Haben Sie den Wunsch über Einsamkeit und/oder Beziehungsfragen zu sprechen? Wenn ja, mit wem?

So könnte ein neuer, anderer Blick auf die künftige Pflegesituation entstehen und diese maßgeblich verändern. Selbstbestimmung auf allen Seiten gelingt durch:

- Findung innovativer Ideen unter Miteinbezug der Familie
- Herbeiführung fokussierter Entscheidungen
- Vereinbarung gemeinsamer Ziele und Entscheidungen (Pflegeleitbild)
  - Welche Pflege wollen wir anbieten
  - Welches Modell findet Anwendung
  - Pflegeverständnis
  - Kommunikation und Zusammenarbeit
  - Organisation, Größe, Erscheinungsbild und Lage der Einrichtung
  - In- und externe Qualitätssicherung
  - Kooperationspartner (z.B. externe Sexualassistenz)

- Vereinbarung gemeinsamer Ziele und Strategien
- Klärung von Konflikten
- Bewältigung der Vergangenheit
- Gestaltung der Zukunft

Liebesdienste für ältere Menschen: Diesen dreiminütigen Beitrag zum Thema drehten wir für das NDR-Magazin DAS! in einer stationären Pflegeeinrichtung in Hamburg. Nach der Ausstrahlung meldeten sich am nächsten Tag gleich fünf Interessenten mit der Bitte um Heimaufnahme bei der Heimleitung. Nun ist nicht davon auszugehen, dass diese potenziellen Kunden ausschließlich an Sexualassistenz interessiert waren. Anzunehmen ist eher, dass der Film Selbstbestimmung und Freiheit auch innerhalb einer Institution implizierte.

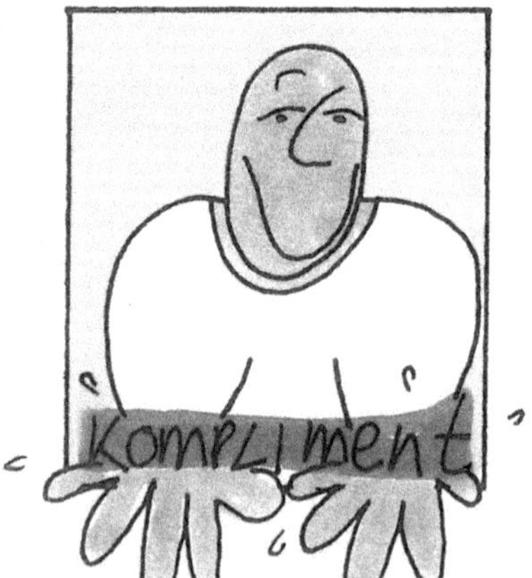

Auch im Alter wollen wir die Lösung unserer Probleme bestenfalls in uns selbst finden. Das gelingt in Teilen auch durch die Verdrängung der eigenen Defizite – man schafft sich dadurch ein vermeintlich selbstbestimmtes Leben. Indem man seinem Umfeld signalisiert, dass man sehr wohl und auch sehr gut allein zurechtkommt, vermeidet man die Einmischung von außen. Durch die steigende Zahl Hochbetagter nimmt auch der Anteil von Menschen mit Demenz ambulant und in stationären Einrichtungen stetig zu und diese sind oft nur wenig oder gar nicht konkret diagnostiziert. Zurück bleiben Zu- und Angehörige, welche sich dem Thema „Sexualität" bei zunehmenden kognitiven Störungen auf eine ganz besondere und vielschichtige Weise stellen müssen. Menschen mit Demenz können oder wollen sich nicht an „unsere" gesellschaftlichen Regeln halten. So äußern manche ihre sexuellen Wünsche dann sehr direkt.

BEISPIEL

Eine ältere Dame mit Demenz begab sich, sehr zum Leidwesen ihrer Tochter, täglich morgens hübsch zurechtgemacht in das nahegelegene Krankenhaus. Dort setzte sie sich in die Eingangshalle, um jeden Mann, der mit einem weißen Kittel die Klinik betrat, ganz unverblümt anzusprechen: „Sind Sie Arzt? Ich würde so gern mit einem Arzt Sex haben." Es gelang ihr immer wieder das Heim zu verlassen und den Weg zur Klinik gezielt einzuschlagen. Dabei wirkte sie stets gut gelaunt und im positiven Sinne entschlossen. Sie war mittlerweile zum Gespött der Mitarbeiter geworden, was die Tochter sehr beschämte. In einem Gespräch versicherte sie, dass sie große Angst davor habe, ihr Bruder könnte die Mutter in dieser Situation antreffen, und untersagte ihm vorsorglich die Besuche. Erst wenn die Pflegekräfte die Mutter in ihrem Zimmer wussten, konnten sich die Kinder auf ein Treffen mit ihr einlassen. Die Tochter kostete es stets viel Energie, das enthemmte Verhalten vor ihrem Bruder zu verbergen. Sobald sie mit ihrer Mutter allein war, gelang meist ein humorvoller Dialog über die zahlreichen Flirts. An die frühere Ehe konnte sie sich nicht erinnern, Tochter und Sohn erkannte sie immer.

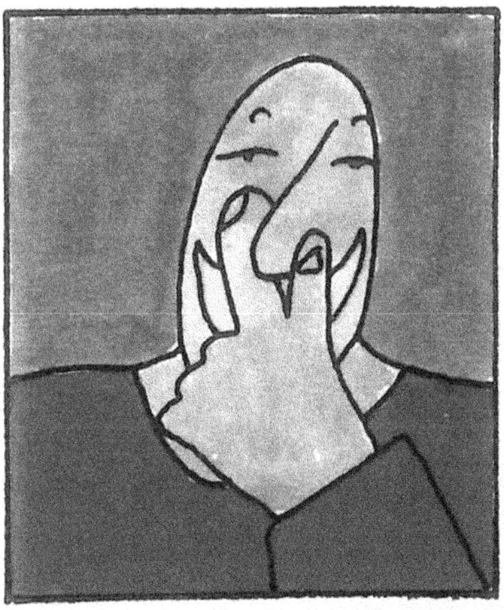

Es kann auch vorkommen, dass Bewohner mit Demenz sich vor den Augen anderer völlig ungeniert selbst befriedigen oder einen Menschen, den sie für attraktiv halten, unsittlich berühren. Es entstehen neue Beziehungen – oder einer will dem anderen eben nicht nah sein. Da hilft ein zusätzlicher Austausch von Erfahrungen in Selbsthilfegruppen (z. B. Deutsche Alzheimergesellschaft oder ProFamila), denn für die erwachsenen Kinder ist es oft schwer, sich die sexuelle Aktivität der eigenen Eltern vorzustellen.

Weitere Informationen zu Sexualität im Alter und zu den Selbsthilfegruppen sind im Internet unter www.profamilia.de/erwachsene/sexualitaet-und-aelterwerden.html (23.04.2018) und www.deutsche-alzheimer.de/unser-service/archiv-alzheimer-info/demenz-und-sexualitaet.html (23.04.2018) zu finden.

Bei der frontotemporalen Demenz (FTD) ist nicht die schwindende Gedächtnisleistung ausschlaggebend, sondern die Persönlichkeitsveränderung.

DEFINITION

Die **frontotemporale Demenz** (auch PICK-Krankheit genannt) ist eine seltenere Form der Hirnatrophie, die meist schon vor dem sechzigsten Lebensjahr auftritt. Frontal- und Stirnlappenbeeinträchtigung führen zu asozialen Verhaltensweisen. Einer Apathie und Antriebslosigkeit stehen Symptome wie Triebhaftigkeit und Enthemmungsphänomene gegenüber (BMFSFJ 2018).

Ein Umlenken der enthemmten Verhaltensweisen bei *Menschen mit einer FTD* durch z. B. Kunst- oder Musiktherapie ist ein probates Mittel zum Umgang mit diesen teilweise herausfordernden Verhaltensweisen – es gelingt aber nicht immer. Um in unseren Institutionen Klarheit zu schaffen, kann im Rahmen der Qualitätssicherung ein zusätzliches Programm angewendet werden. Tools wie Screening-Bögen und Assessment-Instrumente (Kap. 4) sind der Pflege durch die Einschätzung der Gefährdungspotenziale schon lange vertraut. Die Erfahrungen damit können wir nutzen, um nach eigenem Ermessen die Voraussetzungen für einen zwar fürsorglichen – aber dennoch freien – Zugang zu dem schambehafteten Thema schaffen.

DEFINITION

Screening bedeutet die Suche nach einer definierten Gruppe, **Assessment** die Beurteilung und Einschätzung dieser Gruppe. Diese Tools können nach Heimaufnahme und Eingewöhnungszeit von einigen Wochen mit Bewohnern, Klienten und Angehörigen genutzt werden, um ein ganzheitliches Bild des Bewohners zu seinen Selbstmanagementkompetenzen zu erlangen.

Mit dieser Erkenntnis können die Pflegenden dazu beitragen, die Ziele dieser Gruppe zu klären, zu erreichen oder die Motivation dazu bewusst zu erhöhen. Denn meist ist die Entscheidung für den Einzug in ein Heim eben nicht selbstbestimmt getroffen worden. In der Regel heißt es: „Du schaffst es zu Haus nicht mehr allein, es ist besser für dich – dort wirst du dich wohlfühlen und viele neue Menschen kennenlernen. Du weißt doch auch, dass es so nicht weitergeht.“ Pflegebedürftigkeit wird von den Betroffenen meist als persönlicher Mangel empfunden. Diese fehlende „Funktionsfähigkeit“ führt oft zu Minderwertigkeitsgefühlen unterschiedlichsten Ausmaßes. Unbewusst trifft der Betroffene zu Beginn des Pflegeauftrages innerhalb der ersten Wochen eine Entscheidung, welche in engem Zusammenhang zur Pflegequalität im Hause steht: Die

Gemengelage ist einerseits der Hilfebedarf und andererseits die Ablehnungshaltung („Ich wollte nicht hierher – es war nicht meine Entscheidung. Bin ich hier richtig? Nun ist Endstation."). Gutes Pflegepersonal weiß um die Anfangsschwierigkeiten und unterstützt bei der Sinnfindung in der aktuellen Pflegesituation. Dann entscheidet sich der neue Bewohner bestenfalls, eine motivierte Haltung innerhalb des neuen Zuhauses einzunehmen.

Festzustellen ist, dass durch eine fremdbestimmte Aufnahme keine positive Grundeinstellung zur Einrichtung gefördert wird. Die Ängste vor neuen Menschen oder der fremden und ungewohnten Umgebung stehen im Vordergrund und meist will sich keine Freude über den bevorstehenden Umzug einstellen. Welche Grundhaltung zum Leben wird nun in einer stationären Einrichtung eingenommen? Bestätigen sich die Vorahnungen, sich anpassen zu müssen, den nach Hausregeln gewünschten Normen zu entsprechen und dadurch die Individualität oder gar Identität zu verlieren? Dann kommt es zur Isolation, Niedergeschlagenheit und Resignation. Fühlt man sich wohl, verstanden und gut aufgehoben, besteht die Chance auf einen Neuanfang, eine neue Heimat, ein Arrangement mit der aktuellen Versorgungssituation. Gelingt es dem gesamten Team – aufgrund seiner Kompetenz und Professionalität – ein Vertrauensverhältnis zum Bewohner aufzubauen, kann er durch die Unterstützung aller die Haltung zum letzten Lebensabschnitt bewusst verändern.

Das Team entscheidet in einer Fallbesprechung bereits zwei Wochen nach Aufnahme, welcher Mitarbeiter das beste bzw. vertrauensvollste Verhältnis zum neuen Bewohner aufbauen konnte. Wer spürte eine besondere Verbindung und wer konnte bereits Gespräche mit ihm über sein bisheriges Leben führen? Hier sind auch die Nahtstellen zur Hauswirtschaft, also Küche und Reinigung, mit einzubeziehen. Der Bewohner wird sich nur einem Menschen öffnen und ihm seine Erwartungen mitteilen können, wenn er seinem Gegenüber vertraut und sich angenommen fühlt. Es ist nicht ungewöhnlich, dass sich ein Bewohner dem Mitarbeiter aus der Küche näher fühlt als dem Heimleiter, da ein Kontakt mehrmals täglich sichergestellt ist. Bekommt er nun einen Rahmen, um sich mit seinen Sorgen und Bedenken innerhalb der neuen Umgebung mitzuteilen, kann Sicherheit und Institutionsintegration entstehen. Automatisch übernimmt er wieder die Führung über sein eigenes Leben und gewinnt an Selbstvertrauen. Dieses bewusste und willentliche JA zu einem Wohnen und Leben im Heim bringt meist auch Lust und neue Umsetzungskompetenzen mit sich, frei nach dem Motto: „Wenn ich das jetzt nicht mehr kann, geht vielleicht etwas anderes, und das will ich."

BEISPIEL

Biografiearbeit: Eine ehemalige Prostituierte lebt in einem geschützten Bereich für Menschen mit Demenz. Sie geht dort nach Beobachtung der Pflegekräfte offensichtlich ihrem Gewerbe weiter nach. Abends geht sie in die Zimmer männlicher Bewohner und vollzieht ihr Handwerk. Das kommt bei vielen Herren gut an.

Lösungsansatz: Da hier keine adäquaten Antworten zur Einwilligungsfähigkeit der Beteiligten zu erwarten sind, beschließt das Team auch künftig auf nonverbale Zeichen zu achten. Bisher gab es keinerlei Anzeichen auf Unfreiwilligkeit und es ist davon auszugehen, dass weder eine Fremd- noch eine Eigengefährdung vorliegt und kein sofortiges Einschreiten erforderlich wird. Somit werden auch Angehörige aus Intimitätsgründen vorerst nicht in Kenntnis gesetzt. Da sich keiner der Involvierten konkret und verbal zu den Geschehnissen äußern kann oder will, muss genauestens auf Veränderungen der Körpersprache geachtet werden, um Veränderungen zu erkennen. Ist die Einwilligung und das Einverständnis nicht mehr sichergestellt, ist es Aufgabe der Pflege den Bewohner zu schützen und künftige Begegnungen zu unterbinden. Zu diesem Entschluss kommen Wohnbereichsleitung, gesetzlicher Betreuer, Hausarzt und Einrichtungsleitung, so kann die Verantwortung auf mehrere Schultern verteilt werden.

Für den Menschen ist das Wohnen von immenser Bedeutung, denn gibt man dem Wohnen die Bedeutung von Gewohnheit, findet jeder von uns in Gewohnheiten sich und ein Stück Zuhause wieder, wenn er dafür nicht von Pflegenden reglementiert und zurechtgewiesen wird. Aber auch Pflegende geben sich Gewohnheiten hin, um Stabilität und Sicherheit im Beruf zu verankern. Wenn alles zu viel wird, läuft das Gewohnte wie von selbst und erlaubt den emotionalen Rückzug ohne Kraftanstrengung. Zwar ist der Pflegeberuf ein sehr berührungsreicher und intensiver – und dennoch bleibt der Bewohner zurück in Isolation und emotionaler Einsamkeit. Das Ziel sollte sein, dass künftig in Heimen durch diese Erkenntnis ein neuer Umgang gewählt oder ein anderes Angebot platziert wird. Zum Beispiel, indem jemand Externes die Rolle und Aufgabe übernimmt, körperliche Nähe anzubieten und sicherzustellen. Dazu brauchen wir eine gesellschaftliche Akzeptanz und Mut zur Veränderung. Ein eigens entwickelter Leitfaden und ein dahinterstehendes Konzept (Kap.4) ist der Anfang von angemessener passiver Sexualassistenz. Das ist die Aufgabe der Einrichtung und der Mitarbeiter.

Erst wenn es klare Absprachen gibt und eine positive Grundidee, welche von allen mitgetragen wird, sind die Möglichkeiten für Bewohner, Sexualität und Beziehungen selbstbestimmt zu leben, geschaffen. Wenn es diesbezüglich keinen klaren Auftrag gibt, werden Mitarbeiter nicht selten überfordert sein. Wie in folgendem Beispiel zu sehen, werden Vermutungen ohne klärendes Gespräch nicht selten zu Wahrheiten und dann nicht weiter hinterfragt.

BEISPIEL

Während eines Seminartages für Betreuungskräfte in einer Einrichtung kam das Thema auf einen 59-jährigen Bewohner, der nach seinem Schlaganfall vor drei Jahren das Heim bezogen hatte. Dort war er mit weiteren neun Hochbetagten und Demenzerkrankten in einer Wohngruppe untergebracht. Als ich die Teilnehmer mit der Idee überraschte, den Bewohner zu unserem Workshop am Nachmittag dazu zu bitten, war die Reaktion eher verhalten. Die Kollegen waren sich einig, dass Herr X zu sexuellen Übergriffen neigte, und hatten nun keine Vorstellung davon, wie diese Gefühle von Wut und Ekel seitens der Mitarbeiter mit ihm erörtert werden sollen. Sie waren sicher, dass er kognitiv nicht eingeschränkt sei, er jedoch aufgrund seines Äußeren (langes graues Haar und verfilzter Bart) und seiner ständigen Fotografiererei von Personal und anderen Bewohnern eher als schlecht gelaunter isolierter Störfaktor galt. Nachdem der Heimleiter ihm ein „Personen-Fotografieverbot“ innerhalb des Hauses ausgesprochen hatte, zog er sich noch mehr zurück und zeigte sich oft ungehalten und aufbrausend. Ich bot die Gesprächsmoderation an und die Seminarteilnehmer stimmten daraufhin der Teilnahme des Bewohners zu. Mein kurzer Besuch in seinem Zimmer, um ihn einzuladen, zeigte folgendes Bild:

„Hallo Herr X, wie schön, dass Sie sich die Zeit nehmen, kurz mit mir zu sprechen. Ich bin nur heute im Haus und leite ein Seminar mit den Kollegen zum Thema Liebesbeziehungen. Ihr Name ist aus einem ganz einfachen Grund gefallen: Sie sind mit Abstand der jüngste Bewohner und wir haben uns gefragt, wie es Ihnen damit geht.“ Herr X senkt den Kopf und wirkt bedrückt. „Ich möchte Ihnen gern die Gelegenheit geben, sich mit uns unten im Seminarraum darüber auszutauschen, wenn Sie das Thema Sie interessiert.“ Herr X schweigt nachdenklich. „Darf ich Sie fragen, ob Sie vor Ihrer Erkrankung eine Partnerschaft hatten oder zurzeit eine haben?“ Herrn X treten die Tränen in die Augen und er sagt leise: „Ich habe bis zu meinem Schlaganfall eine gemeinsame Wohnung mit meiner Mutter bewohnt.“ „Wo ist Ihre Mutter jetzt?“

BEISPIEL

„Sie wohnt in einem Heim zwei Kilometer von hier entfernt. Ich besuche sie jeden Sonntag." Die Kollegen hatten mir bereits berichtet, dass am Wochenende regelmäßig zwei Freunde kämen, um ihn bei diesen Besuchen zu begleiten. Im Anschluss trinkt er mit ihnen noch das ein oder andere Bier. „Gibt es die Wohnung noch?" „Ja, und ich möchte möglichst bald dorthin zurück, es müssen wegen meiner Behinderung jedoch noch Umbauarbeiten zur Barrierefreiheit erfolgen." Der geplante oder gewünschte Auszug war scheinbar niemandem bekannt. Ich schaue mich in seinem Zimmer um und sehe vielerlei Technik (Computer, Tablet, digitale Bilderrahmen usw.), digitale Fotografien und Kameras. „Sehr schöne Bilder Herr X. Eine große Leidenschaft von Ihnen, stimmt's?" „Ja, am liebsten draußen, hier drinnen darf ich nicht." „Es klingt so, als würde Sie das traurig machen. Macht Sie das traurig?" „Ja." „Wie geht es Ihnen damit hier ohne Liebesbeziehung zu sein? Fühlen Sie sich einsam?" – „Nein, es ist schlimmer, sich so fremdbestimmt zu fühlen, das macht mich eher wütend. Eine Freundin hatte ich nie." „Werden Sie heute Nachmittag zu uns nach unten kommen, um darüber zu sprechen?" „Ich überlege es mir." „Fühlen Sie sich willkommen und danke für das offene Gespräch, machen Sie es gut." Mir war aufgefallen, dass Herr X. zwar eine ungewöhnliche Frisur hatte, doch seine Fingernägel waren gepflegt und sein Zimmer strukturiert und aufgeräumt. Alles schien an seinem Platz. Ich konfrontierte die Kollegen mit meiner Theorie, indem ich folgende Vermutung zur Diskussion stellte: Es gibt noch einen anderen Blick auf Herrn X. Ich halte sein Äußeres für ein Zeichen der Abgrenzung. Er fühlt sich weder den Bewohnern noch den Mitarbeitern zugehörig und kann das nur durch sein Erscheinungsbild zeigen. Seine Anzüglichkeiten sind vielleicht auch darauf zurückzuführen, dass er gar nicht weiß, wie man Frauen anspricht, da er diesbezüglich noch keine Erfahrungen gemacht hat. Um eine Liebesbeziehung geht es ihm nicht, er möchte schlicht mehr Kontakt zu nicht kognitiv eingeschränkten Menschen. Das Fotografieverbot hat ihn sehr verletzt und die Indiskretion war ihm nicht bewusst. Er war auf der Suche nach Sinn und Kreativität, denn ihm fehlt eine Aufgabe im Leben. Würde die Heimleitung ihm offiziell die Verantwortung für die Fotodokumentation bei internen Veranstaltungen übertragen, wäre er vielleicht auch bereit, als Repräsentant des Hauses sein Äußeres zu verändern.

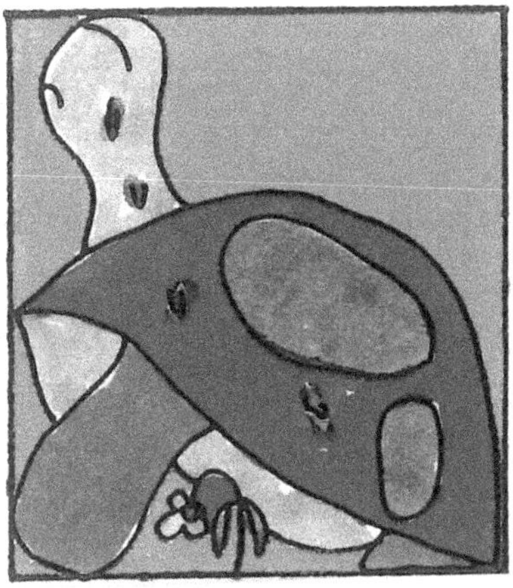

Die Teilnehmer waren erstaunt über mein Bild von Herrn X – und auch ein wenig beschämt, dass sich bisher niemand getraut hatte, mit ihm ins Gespräch zu kommen. Diese Unsicherheit bekommt der Bewohner doppelt zu spüren, denn für die meisten Mitarbeiter will der professionelle Umgang damit gelernt, geübt und einstudiert sein. Wir sind alle verschieden, es gibt Mitarbeiter, die dieser Aufgabe, einen freundlichen, natürlichen Umgang zu pflegen, gewachsen sind. Andere wiederum brauchen in sexualisierten Pflegesituationen vielleicht Unterstützung. Um alle Mitarbeiter miteinzubeziehen, eine sexualitätsfreundliche Atmosphäre zu gestalten, braucht es sexualpädagogische Schulungen von hohem qualitativem Niveau, denn leider kommt das Thema in den Ausbildungen bisher noch zu kurz.

TIPP

Eine Ist-Analyse in der Einrichtung kann ein Anfang sein – es folgen einige Anregungen, auf die wir in Kapitel 4 weiter eingehen werden:

- Welchen Stellenwert hat Sexualität für uns als Einrichtung? Was verstehen wir darunter genau? Wie definieren wir Sexualität? Was gehört dazu – was nicht?
  - Anregung: Wahrnehmung und Anerkennung von Paarbildung, Homosexualität, Selbstbefriedigung und Einsamkeit.
- Wie können wir die Bewohner unterstützen? Kaufen wir sexuelle Hilfsmittel, wenn es Bedarf gibt, der Bewohner nicht selbst dafür sorgen kann und wir Angehörige nicht fragen wollen oder können?
  - Anregung: Gesprächsangebote, Produkte von Externen präsentieren lassen, erotische Hefte auslegen.
- Wie gehen wir um mit Beziehungen, die in der Einrichtung entstehen, vor allem auch zwischen nicht-orientierten Bewohnern?

TIPP

- Anregung: Sich entwickelnde Paarbeziehungen weder unterstützen noch unterbinden, da die Pflege nicht für Liebesbeziehungen verantwortlich ist (beiderseitige Freiwilligkeit vorausgesetzt).

- Wie gehen wir mit verbalen oder körperlichen sexuellen Grenzüberschreitungen beiderseits um?
  - Anregung: Schützen von Mitarbeitern und Mitbewohnern, indem sich der Situation entzogen wird, Psychohygiene im unmittelbaren Umfeld und anschließender Meldung an die Leitung.
- Wann und wie sprechen wir mit Angehörigen, wenn das Thema auftaucht?
  - Anregung: Bei kognitiv nicht eingeschränkten Menschen ist das Gespräch ausschließlich mit dem Bewohner zu suchen. Andernfalls kann die Mitteilung an Angehörige für Mitarbeiter und Einrichtung entlastend und unterstützend sein.
- Organisieren wir eine aktive Sexualassistenz oder einen Prostituierten-Besuch, wenn jemand das wünscht, braucht, möchte und will? Und wenn ja, wie gehen wir vor? Wer begleitet das Prozedere? Wer sorgt für die Vor- und Nachbereitung?
  - Anregung: Entscheiden und einen Kollegen benennen, der sich der Aufgabe gewachsen fühlt. Den Kreis der Wissenden aus Respekt möglichst klein halten.

Sind diese Fragen auf Leitungsebene konkret beantwortet, ist die erste Hürde zur Implementierung in der Institution genommen und ein Team kann mit der Prozessgestaltung beginnen.

Leider wird eine IST-Analyse derzeit, wenn überhaupt, nur anlassbezogen in Betracht bezogen. Ist es zu auffälligem oder sexualisiertem Verhalten gekommen, wird nur im kleinen Team oder nahestehenden Kollegen davon berichtet. In der Gruppe verbünden sich dann Mitarbeiter, die die gleiche Meinung zu Situation und Vorgehensweise haben. Es kommt zur Cliquenbildung durch unterschiedliche Standpunkte und zu fehlendem Verständnis füreinander. Der Bewohner wird aufgrund seines übergriffigen Verhaltens gemieden, da sich niemand in der Verantwortung sieht, das Gespräch mit ihm oder seinen Angehörigen zu suchen.

1.1 Passive Sexualassistenz

DEFINITION

Passive Sexualassistenz bedeutet, die Voraussetzungen für eine selbstbestimmte Sexualität zu schaffen, ein sexualitätsfreundliches Klima zu kreieren.

Einige Menschen mit Pflegebedarf brauchen, wie in allen anderen Lebensbereichen, auch beim Ausleben ihrer Sexualität Unterstützung. In der Arbeit mit Menschen, die Assistenz und Pflege benötigen, begegnen wir zwangsläufig dem Thema Sexualität im weitesten Sinne, nämlich mit dem Bedürfnis, als sexuelles Wesen wahrgenommen zu werden. Einige von ihnen äußern erotische, sexuelle Wünsche und Bedürfnisse ganz konkret. Da Pflegende direkt „am Körper“ arbeiten, bekommen sie diese Signale als Erste zu spüren. Sie können sie wahrnehmen, eventuell benennen und bestenfalls erfragen, aber nicht direkt auf diese Wünsche eingehen. Das ist dem zu Pflegenden nicht immer klar. Um zu mehr Gelassenheit in einer solchen Stresssituation zu kommen, braucht es Geduld und Übung – hier empfiehlt es sich, folgendes „Regelwerk“ zu trainieren:

- Kritisiere niemals den Menschen!
- Kritisiere niemals in der Öffentlichkeit (hier Team)!
- Akzeptiere den Unterschied! Jeder Mensch tut immer das ihm gerade Mögliche. Wir reagieren daher nicht alle gleich und das ist in Ordnung.
- Streite nicht emotional! Rationales Denken ist dann nicht mehr möglich.

Der Energieverlust liegt dann ausschließlich beim Pflegenden, was in der Situation nicht hilfreich ist, sondern zu emotionalem Stress führt.

Denn vielleicht sind die Bewohner durch eine Demenz enthemmt und nicht mehr in der Lage zu verstehen, dass – obwohl die Berührungen bestimmte körperliche Gefühle auslösen – sie diese nicht ausleben dürfen.

BEISPIEL

Geheimnisse: Ein ambulanter Pflegedienst kommt jeden Morgen zur Körperpflege von Herrn A. Er ist demenziell erkrankt. Die Ehefrau soll entlastet werden. Während der Pflege sitzt die Ehefrau im Wohnzimmer. Wenn die Pflegekraft die Inkontinenzhose öffnet, beginnt Herr A. sich selbst zu befriedigen.

Lösungsansatz: Die Pflegekraft setzt sich zur Ehefrau ins Wohnzimmer und bittet sie um ein Gespräch. Darin erläutert sie kurz die Situation und die Ehefrau beginnt sofort laut zu schluchzen. Die Pflegekraft tröstet die verzweifelte Frau und beruhigt sie, indem sie die noch mögliche Selbstbefriedigung als entlastende Ressource für alle beschreibt. Hilfreich wäre es allerdings, wenn künftig die Ehefrau bereits am frühen Morgen die Inkontinenzhose öffnen würde, sodass die Pflegekraft beim Eintreffen umgehend mit der Grundpflege beginnen könnte. Die Ehefrau willigt sofort ein und bedankt sich für das entlastende Gespräch. Sie hatte sich so sehr für das Verhalten ihres Mannes geschämt und fühlte sich durch die professionelle Ansprache beruhigt und verstanden.

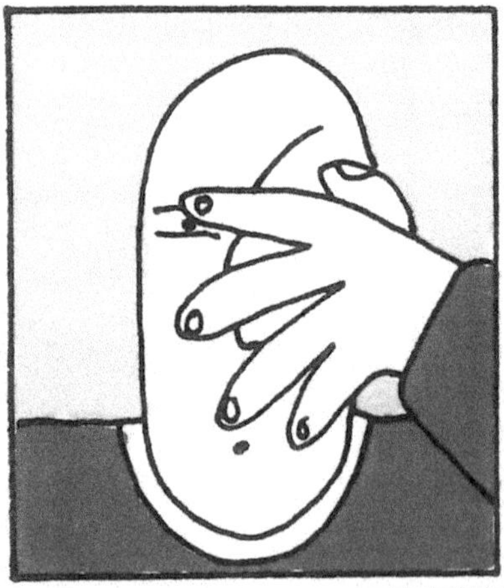

Oder Bewohner sind kognitiv voll orientiert, jedoch schlicht so sehnsüchtig nach Berührung und Begegnung, dass sie sich schwertun, die vom Personal gesetzten Grenzen zu akzeptieren. Die Menschen, die es zu ihrem Beruf gemacht haben, pflegebedürftige ältere Menschen und Menschen mit Demenz, mit Autismus-Spektrum-Störungen, kognitiven oder psychischen Beeinträchtigungen zu pflegen, sind von den allgemeingültigen gesellschaftlichen Normen geprägt, die die eigene Lebendigkeit und Authentizität oft eher untergraben. Sie sind konditioniert auf höfliches, sittliches, also von der Gesellschaft als „normal" angesehenes Benehmen. Benimmt sich der Klient oder Bewohner offensichtlich nicht „normal", kommt es schnell zu dessen Verurteilung und Stigmatisierung. Daher ist wesentlich, dass die Mitarbeiter eine entspannte, offene Grundhaltung zum Thema Sexualität haben, um nicht normgerechten Verhalten gelassen entgegentreten zu können. Fehlt die distanzierte Gelassenheit, werden Pflegende voraussichtlich nicht angemessen auf die Bedürfnisse der Bewohner eingehen können.

Eigene Bedürfnisse werden projiziert oder deren Wahrnehmung wird geleugnet. Transparenz und offene Ansprache im Team sind unerlässlich. Nur mit klarem – im besten Sinne institutionellem – Auftrag in Form von Konzept und Handlungsanweisung kann Pflegenden und zu Pflegenden geholfen werden. Hilflosigkeit äußert sich meist in Trauer oder Wut und diese Gefühle gilt es nun professionell an den Platz zu bringen, wo sie niemand anderem schaden können.

Wie schafft man nun ein sogenanntes „sexualitätsfreundliches" Klima? Was kann dazugehören? Wie können eine Einrichtung/ein Träger sich entscheiden?

BEISPIEL

Jemand wünscht sich einen pornografischen Film, kann sich diesen jedoch nicht selbst besorgen und will den Angehörigen nicht darum bitten. Das Gleiche gilt für Bildmaterial zum Thema oder für Sexhilfsmittel (z. B. Penispumpe, Vibrator oder Viagra). Hilfreich kann ein Ansprechpartner in der Einrichtung sein, der sich des Themas annimmt. Dieser Mitarbeiter hat keine Scheu, sich in diese Materie zu vertiefen, um dann die Bestellungen zu tätigen und die Materialien – auf eine entspannte, nicht wertende Art – zu überreichen. Wenn der Mitarbeiter klar und nonverbal signalisiert, dass es hier um ein ganz normales Bedürfnis geht, kann man die Scham des Bewohners zumindest reduzieren.

Es gibt einige Bedingungen, die erfüllt sein müssen, damit ein Mitarbeiter in der Lage ist, effektive passive Sexualassistenz zu leisten oder bei Bedarf eine aktive Sexualassistenz angemessen zu begleiten:

1. Reflektion der eigenen Sexualität: Die zwei Menschen, die unsere Art, mit Sexualität umzugehen, maßgeblich geprägt haben, sind unsere Eltern. Viele machen die Erfahrung, dass es im Elternhaus so etwas wie Sexualität einfach nicht gab. Es wurde nicht darüber geredet. Andere hatten Glück und es wurde vermittelt, dass Sexualität etwas Natürliches und Normales ist, das man sogar genießen kann.

TIPP

Schreiben Sie auf, welche (auch unausgesprochenen) Botschaften Sie von Ihrem Vater und Ihre Mutter diesbezüglich bekommen haben. Was davon haben Sie verinnerlicht und möglicherweise an Ihre eigene Kinder weitergegeben? An welcher Stelle haben Sie sich weiter oder anders entwickelt? Was bedeutet Sexualität für Sie persönlich?

2. Bewusstsein der eigenen Normen und Werte: Sich und seine Sichtweisen bewusst zu reflektieren und anzunehmen führt dazu, dass man eventuell auch unterschiedliche Normen und Werte anderer respektieren kann.

TIPP

Auch hier müssen wir zurück zu unseren Wurzeln und uns folgende Fragen stellen: Was war das Bild von Sexualität, das vermittelt wurde? Gab es deutliche Tabus? Wurden diese übernommen oder revidiert?

3. Die Fähigkeit, darüber zu reden: In unserer Gesellschaft ist Sexualität Privatsache. Sobald wir z. B. durch pflegerische Arbeit in die Situation kommen, dass doch darüber gesprochen werden muss, fühlen viele sich überfordert.

TIPP

Es scheitert manchmal schon am Vokabular: Welche Wörter sollen wir z. B. für die Geschlechtsteile nutzen? Oder für unsere eigenen Gefühle, wenn wir eng mit der Körperlichkeit und erotischen Gefühlen der zu Pflegenden in Berührung kommen?

4. Bewusstsein für die eigenen Grenzen und Möglichkeiten: Für uns ist es Normalität, sehr hohe Ansprüche an uns zu stellen und auch den Ansprüchen anderer gerecht werden zu wollen. Wenn dies nicht gelingt, kann es zur Last werden. Das Gefühl, nicht zu genügen, stellt sich leicht ein. Ehrlich und offen zu dem zu stehen, was wir können oder nicht, wo unsere Grenzen sind, führt zu Entspannung. In dieser Entspannung entsteht Raum und vieles geht leichter von der Hand.

TIPP

Wir werden anderen gegenüber freundlicher werden, wenn wir freundlich zu uns selbst sind.

5. Bewusstsein der „unterstützenden, begleitenden, jedoch nicht selbstlosen Rolle" im Ganzen: Hier geht es nicht an erster Stelle um mich und meine Gefühle in dieser „prekären Situation", sondern darum, den Klienten bestmöglich zu unterstützen.

Wenn ein Bewohner nur Weißbrot mit Marmelade essen will oder Kartoffeln mit Fleisch, wir selber aber gerne Vollkornbrot und Gemüse, dann ist es klar, dass wir nicht versuchen, die Person umzustimmen. Solch eine Einmischung wäre unprofessionell. Das Gleiche gilt für eventuell geäußerte sexuelle Wünsche eines Bewohners. Auch wenn wir andere Vorlieben und Abneigungen haben, gilt es, die „Vogelperspektive“ einzunehmen und erst dann zu entscheiden, welche Art von Unterstützung oder überhaupt Hilfestellung nötig wird. Erst das genaue Hinsehen, also die Analyse der vielleicht unangenehmen Situation, ermöglicht den Pflegenden, konkrete Handlungen in die Wege zu leiten, um den Bewohnern oder Klienten das Recht auf Selbstbestimmung zu ermöglichen. Denn damit entfällt auch automatisch das „Erlauben oder Verbieten“ von sexuellen Handlungen und der damit verbundene versteckte Machtmissbrauch.

TIPP

Die Pflegekraft reagiert im Rahmen ihrer Fürsorgepflicht immer erst dann, wenn der Bewohner sich selbst oder andere mit seinem Verhalten gefährdet. Sie ist in keiner Weise für Emotionen wie Liebe und Beziehung zuständig und hat somit weder das Recht, noch eine Pflicht, Paarbeziehungen zu fördern oder gar zu unterbinden.

BEISPIEL

Manchmal trügt der Schein: Das Ehepaar K. bewohnt ein Doppelzimmer in einer stationären Einrichtung. Ungefähr einmal im Monat geht es Frau K. morgens sehr schlecht. Sie kann kaum laufen und hat offensichtlich am ganzen Körper Schmerzen. Mitarbeiter haben mitbekommen, dass beide vor solchen Tagen Geschlechtsverkehr haben. Die Mitarbeiter wollen die arme Frau schützen.

Lösungsansatz: Im Gespräch unter Kollegen stellt sich heraus, dass Frau K. an diesen Tagen im Bett ihres Mannes liegt. Offensichtlich bekommt sie jedoch durch ihre körperlichen Aktivitäten beim Sex mit ihrem Mann Muskelschmerzen am ganzen Körper. Diese wiegen aber weit weniger, als der Verzicht auf die monatliche Zusammenkunft. Somit ist davon auszugehen, dass sie sich mit der monatlichen Schmerztablette ganz gut zu arrangieren scheint.

1.2 Aktive Sexualassistenz

DEFINITION

Aktive Sexualassistenz zielt nicht vorrangig auf das rein sexuelle Verlangen ab. Ziel ist das ganzheitliche Wohlbefinden durch den Austausch von Zärtlichkeiten und Nacktheit – der Genuss von Zeit zu zweit. Aktive Sexualassistenz ist eine bezahlte sexuelle Dienstleistung für Menschen mit einer körperlichen, kognitiven, seelischen, psychischen oder altersbedingten Beeinträchtigung. **Sexualassistenten** sind Menschen, die aus einer bewussten und transparenten Motivation heraus unter anderem Folgendes anbieten: Beratung, erotisch-sinnliche Massagen, gemeinsames Nacktsein (Hautkontakt), sich gegenseitig streicheln und umarmen – aber auch Anleitung zur Selbstbefriedigung für schwer kognitiv beeinträchtigte Menschen, die Bildmaterial nicht verstehen können. Einige bieten auch Oral- und Geschlechtsverkehr an, diese Entscheidung trifft jeder Sexualassistent individuell.

Aktive Sexualassistenz ist eine Form der Sexarbeit und keine Therapie, wie manchmal angenommen wird. Wahrscheinlich fühlen sich Pflegende im therapeutischen Bereich mit dieser Definition aber sicherer, als mit dem Thema „Sexarbeit". Therapie ist ihnen vertraut, Sexarbeit nicht. Es geht darum, Menschen eine sinnliche Erfahrung und Begegnung zu ermöglichen und nicht darum, eine Störung oder eine Person zu behandeln. Denn jedem von uns tut Berührung gut. Der Wellnessmarkt boomt, wir lassen uns verwöhnen und massieren, um eine positive Wirkung auf unsere emotionale Gesundheit zu erzielen.

Berührung, Nähe, Aufmerksamkeit, die Körperwärme und den Atem eines anderen Menschen spüren und wahrgenommen werden: Berührung setzt im Körper ein komplexes biochemisches Geschehen in Gang. Die Produktion der Stresshormone Cortisol und Adrenalin wird gebremst, die Ausschüttung von Oxytocin angekurbelt. Das Gehirn wird mit Endorphinen stimuliert, körpereigene, wie Morphin wirkende Glückshormone machen uns glücklich und gesund.

Eine gute Zusammenfassung zu den biochemischen Vorgängen bietet der Artikel von Cornelia Stolze „Was beim Sex im Kopf passiert": www.stern.de/gesundheit/sexualitaet/grundlagen/hirnforschung-was-beim-sex-im-kopf-passiert-3152392.html, 04.06.2018

Ähnliches geschieht selbstverständlich auch, wenn Menschen herzlich lachen, eine Katze oder ein Kaninchen streicheln oder von einem geliebten Angehörigen in den Arm genommen werden. Diese Wirkungen werden aber nicht aktiv angestrebt. Der Klient bestimmt das Geschehen unter Berücksichtigung der Grenzen des Sexualassistenten. Sexualität ist ein menschliches Grundbedürfnis und keine Erkrankung.

Voraussetzungen für aktive Sexualassistenz sind gegeben, wenn sie in eine Atmosphäre eingebettet ist, in der die passive Sexualassistenz von den Pflegenden als Aufgabe, nicht als unlösbares Problem wahrgenommen wird. Bestenfalls können Menschen mit einer Körperbehinderung oder auch ältere Menschen, die intellektuell und kognitiv orientiert sind, selbstständig eine sexuelle Dienstleistung organisieren, wenn sie sich danach sehnen. Andere brauchen, wie in vielen anderen Lebensbereichen, auch hierbei eine Unterstützung.

Die Sexualität und Sinnlichkeit, die hier gemeint ist, ist eine ganzheitliche, ganzkörperliche, lebendige, bewusste und nicht ausschließlich auf Geschlechtsmerkmale bezogene, mechanische Sexualität. Hier gibt es kein „Standard-Angebot". Jeder Sexualassistent hat andere Grenzen und Möglichkeiten und richtet sein Angebot nach dem eigenen Kompass aus. So arbeiten manche nur mit Menschen mit körperlicher Behinderung, die ihre Bedürfnisse klar äußern können. Andere zählen sowohl Frauen als auch Männer zu ihren Klienten. Wieder andere assistieren nur Klienten ihres eigenen bzw. des anderen Geschlechts. Manche werden ihre Wahrnehmung und ihre Intuition so sehr geschult und geschärft haben, dass sie auch Menschen mit schweren geistigen Behinderungen oder Menschen mit Demenz, die sich nicht oder nicht mehr verbal äußern können, begleiten und berühren können. Es sind ausgebildete Menschen aller Geschlechter, die bereit sind, ihre Arbeit transparent zu machen.

Es hat immer schon Frauen und Männer gegeben, die sexuelle Dienstleistungen (auch für Menschen mit Beeinträchtigungen) angeboten haben, aber keinen großen Bekanntheitsgrad als solche genossen, da sie nicht öffentlich gearbeitet haben. Die Klienten waren und sind Menschen, die oft gelernt haben, ihren eigenen Körper als defizitär und unattraktiv wahrzunehmen. Das kann zu einem Gefühl von Einsamkeit und Isolation führen – einige treffen dann daraufhin die Entscheidung, eine sexuelle Dienstleistung in Anspruch zu nehmen.

In Deutschland wurde der Begriff Sexualbegleitung erst 2001 von Lothar Sandfort und Nina de Vries eingeführt. Als Nina de Vries im Jahr 2004 auf Anfrage von Dr. Aiha Zemp († 2011), der Gründerin der Fachstelle für Behinderung und Sexualität (FABS) in Basel, auch in der Schweiz auszubilden begann, wurde der Begriff Sexualassistenz bekannt. Das FABS gibt es zwar nicht mehr, mittlerweile agieren aber mehr als achtzig ausgebildete Sexualassistenten in Deutschland und Österreich. Sie arbeiten meist mit Menschen mit kognitiver Beeinträchtigung und/oder Demenz.

Das Bewusstsein, dass auch bei pflegebedürftigen Menschen eine Sehnsucht nach Sexualität vorhanden sein kann und darf – die, wenn irgend möglich, auch gelebt werden will – hat sich in Deutschland über die Jahre erst langsam entwickelt. Begriffe wie Integration und Inklusion sind jedem bekannt, werden aber in unserer Gesellschaft in noch nicht in allen Bereichen gelebt. Deshalb haben die meisten Menschen mit nicht sichtbaren Behinderungen große Berührungsängste. Ihr Umfeld begegnet ihnen oft mit Mitleid oder Stigmatisierung. Das „Nicht-funktionieren-Können", sei es durch Alterserscheinungen oder aus anderen Gründen, wird als bedauerlich und beängstigend gesehen. Mitleid ist nicht „sexy" und somit keine Basis für eine Begegnung auf Augenhöhe. Dazu kommt, dass der Umgang mit Sexualität sich sehr widersprüchlich zeigt. Einerseits ist Pornografie schon fast salonfähig, andererseits ist es für viele immer noch ein mit Hemmungen und Scham besetztes Thema. Die bezahlte sexuelle Dienstleistung, wie die aktive Sexualassistenz eine ist, wird von vielen sofort in Verbindung mit der klassischen Prostitution gebracht und hat somit nur negative Konnotationen. Meist ohne von eigenen Erfahrungen geprägt zu sein, wird Prostitution strikt abgelehnt, während Sexualassistenz als therapeutischer Ansatz eher positive Assoziationen hervorruft. Denn Prostitution wird gesellschaftlich mit Ausbeutung, geringer Selbstachtung, Gewalt, Verletzung und Täuschung verbunden. Natürlich gibt es sie, die unmenschlichen Formen der Sexarbeit, hier sei nur Zwangs-, Kinder- und Drogenprostitution genannt. Das am 01.07.2017 verabschiedete Prostitutionsschutzgesetz versichert hierauf eine Antwort: Zum Schutze der Sexarbeiter wurden Meldepflicht und Gesundheitsbelehrungen bundesweit einheitlich festgelegt. Verschiedene Berufsverbände der Sexarbeit klagen nun wegen Diskriminierung und befürchten eine weiter steigende Dunkelziffer der nicht behördlich gemeldeten Sexarbeiter.

Weitere Informationen zum Gesetz sind online im Bürgerzugang des Bundesanzeiger Verlags (www.bgbl.de/xaver/bgbl/media/77FDDDABFC4062A7368C3830B0E36AB4/bgbl116s2372_74471.pdf, 07.05.2018) und im Bundesministerium der Justiz und für Verbraucherschutz (www.gesetze-im-internet.de/prostschg/index.html, 07.05.2018) zu finden.

Doch dass es Menschen gibt, die diese Arbeit freiwillig und gern machen, ist für viele von uns undenkbar und inakzeptabel. Sexualassistenz ist keine geschützte Berufsbezeichnung und somit kann jeder, auch wenn nur als vermeintliche Marktlücke gesehen, mit diesen Leistungen im Behinderten- und Altenbereich werben. Ausgebildete Sexualassistenten jedoch haben eine ausführlichere Intention und Motivation.

Weitere Informationen zu ausgebildeten Sexualassistenten sind erhalten Sie in Norddeutschland zum Beispiel im ISBB Trebel (www.isbbtrebel.de, 08.05.2018), in Süddeutschland bei Kassandra e.V. in Nürnberg (http://kassandra-nbg.de/, 08.05.2018), in der Schweiz bei Erich Hassler (www.insebe.ch, 08.05.2018) oder in Österreich bei der Fachstelle Hautnah (www.alphanova.at/fachstelle_hautnah.html, 08.05.2018).

Da geht es nicht nur ums „Geschäft“, wie bei der traditionellen Sexarbeit – Sexualassistenz fragt nach, bereitet vor, steht im Kontakt zum Umfeld und stellt einen souveränen Auftritt sicher. Die eigenen Grenzen und Möglichkeiten zu achten, zu wahren und zu kommunizieren ist die Grundvoraussetzung für die Gestaltung einer Begegnung auf Augenhöhe. Um der Neugier und Unsicherheit der Pflegenden oder auch der Angehörigen und gesetzlichen Betreuer entgegenzuwirken, wollen wir auf die verantwortungsbewusste und grundsätzlich von extern kommende aktive Sexualassistenz kurz näher eingehen.

Wer Sexualassistenten sind

Die meisten Sexualassistenten sind zwischen dreißig und sechzig Jahre alt. Sie haben auf jeden Fall eigene sexuelle Erfahrungen. Es sind Mütter und Väter, kinderlose, ledige oder in Beziehung lebende Menschen. Sie sind als Gärtner, Sozialpädagogen, Künstler, Fußpfleger, Körpertherapeuten und/oder in der Pflege tätig. Die meisten haben sich vorher in speziellen Seminaren mit sich selbst intensiv auseinandergesetzt, teilweise gezielt im Bereich der eigenen Sexualität. Sie sind sich somit ihrer Talente, aber auch Schwächen bewusst geworden. Sie haben gelernt, mit Schicksalsschlägen in Beziehungen, Familien oder mit Krankheit positiv

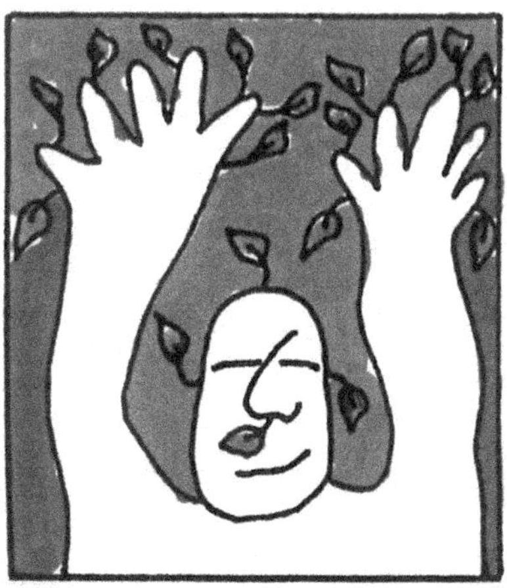

umzugehen. Sie sind durch ganz persönliche Tiefschläge gewachsen, haben sie integriert und sind dadurch in der Lage, ihrem Gegenüber ihr eigenes Schicksal zuzumuten und können somit Mitgefühl von Mitleid sehr gut unterscheiden.

Wissen um die eigene Motivation: Die Motivationen sind so unterschiedlich wie die Assistenten und doch ähneln sie sich. Persönliches mischt sich mit einer gesellschaftlichen Vision, daher folgen an dieser Stelle Aussagen von den Sexualassistenten selbst:

BEISPIEL

Herr H. aus Wien (40 Jahre, Bürokaufmann, Sexualberater, Beziehungscoach): „Ich möchte Menschen einen neuen, weiteren Zugang zu ihrer eigenen Sexualität und Lust ermöglichen, einen Gegenpol zu restriktiven, konservativen Strömungen bieten und damit Menschen fernab der idealisierten Körpernorm eine sinnlich-erotische Reise ermöglichen."

Frau M. aus Hamburg (29 Jahre, bekleidungstechnische Assistentin, ehemalige Produktdesignstudentin): „Ich möchte eine Tätigkeit ausüben, die sinnstiftend und sinnhaft ist, denn die Notwendigkeit (grade auch für junge Menschen) war für mich sofort erkennbar, ich kann die Nähe von den Klienten zulassen und die Begegnungen bereiten mir Freude. Ich weiß, wie schwierig und beängstigend es sein kann, sich jemandem anzuvertrauen und sich auf neue Erfahrungen einzulassen und freue mich sehr, wenn Einrichtungen, Betreuer, Angehörige und die KlientInnen sich dann doch dafür öffnen können."

Frau S. aus Berlin (47Jahre, Künstlerin): „Ich mag das Direkte an meiner Arbeit. Ich beobachte, dass es im öffentlichen Raum oft nur so wimmelt von Sehnsucht nach Nähe. Ich bin gern mit Menschen zusammen, die diese Sehnsucht unverblümt verbal oder auch nonverbal mitteilen können. Keine Vortäuschung von Gefühlen ist möglich und das bedeutet für mich ein hohes Maß an Authentizität."

Keine altruistische Kompensation (Helfersyndrom): Das Helfersyndrom ist in sozialen Berufen häufig zu finden und bedeutet, dass man den eigenen Wert daran misst, wie viel man für andere tut. In Beziehungen wird Hilfe angeboten, diese ist jedoch nicht selbstlos. Der Helfer braucht das Helfen, um sich gebraucht und damit wertig und würdig zu fühlen. Es tut gut, deutet in der Regel aber auch auf einen Mangel an Selbstwert hin. Wer als Helfer auftritt, lenkt Aufmerksamkeit auf sich. Der Hilfsempfänger wendet sich dem Helfer zu. Seine Zuwendung signalisiert Wertschätzung und Verbindlichkeit. Er kann auch mit der Anerkennung Umstehender rechnen, die Zeugen seiner guten Taten sind. Auch wenn sein Handeln altruistisch, also uneigennützig erscheint, ist sein Motiv überwiegend egozentrisch. Ist das Helfen krankmachender Natur, ist die Position des Helfers eine abhängige, denn er ist aufs Helfen angewiesen, weil er andernfalls aus dem Gleichgewicht gerät. Diese Haltung kann zur unbewussten Manipulation führen und ist in dem intimen Bereich der Sexualassistenz fehl am Platz. Es gilt, dem Klienten eine Möglichkeit zu eröffnen und Abhängigkeiten beiderseits zu vermeiden.

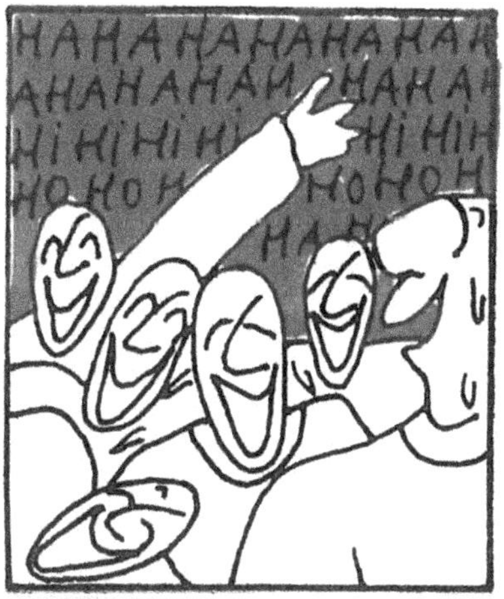

Humor und Neugier: Humor bedeutet nicht nur in der Sexualassistenz, die eigene Wirkung als Person nicht allzu ernst zu nehmen. Man sollte über sich selbst lachen können. Dies führt zu einer heiteren und positiven Atmosphäre während der Begegnung, selbst in defizitären und leidvollen Situationen. Eine gelöste Atmosphäre gibt dem Klienten Würde. Um sich auf immer neue Menschen und intime Situationen so nah einlassen zu können, ist Neugierde und Menschlichkeit unabdingbar.

Das private/familiäre Umfeld respektiert die Berufswahl: Die intensive Arbeit eines Sexualassistenten ist bewegend und führt auch manchmal zu Betroffenheit oder unangenehmen Konfrontation mit sich selbst, den eigenen Gefühlen, Grenzen und Verhaltensweisen. Es ist darum wichtig, dass es eine Ressource gibt, um im Gleichgewicht zu bleiben. Es kann eine professionelle Supervision oder auch das Gespräch mit Familie und Freunden sein. Sexuelle Dienstleistungen berühren ein gesellschaftliches Tabu und werden aus diesem Grund oft anonym ausgeführt. Die Kenntnis oder – besser noch – das grundsätzliche Einvernehmen des privaten Umfeldes ist notwendig, um emotionale Nahrung zu bekommen und eine positive, freudige Haltung bei der Arbeit zu bewahren zu können. Auch hier einige Äußerungen von Sexualassistenten auf die Frage, wie das Umfeld auf diese doch etwas ungewöhnliche Tätigkeit reagiert:

BEISPIEL

- „Interessiert, fasziniert, manchmal auch irritiert."
- „Im engeren Familienkreis stoße ich auf viel Verständnis für die Arbeit und meine Beweggründe. Schwieriger wird es bei Menschen, die ich länger nicht gesehen habe, mit denen ich nicht in regelmäßigem Kontakt stehe oder die ich neu kennenlerne. Da spüre ich oft ungestellte Fragen, Unsicherheit, Unwissen und sogar Besorgnis."
- „In meinem Freundeskreis und Familienkreis wird kein großes Aufhebens davon gemacht. Sie freuen sich darüber, dass ich etwas machen kann, das mir wirklich gefällt und damit einigermaßen über die Runden kommen kann. Im Moment habe ich keine Partnerbeziehung, hatte aber bis jetzt immer Partner, die diesbezüglich fest an meiner Seite waren."

Fachwissen: Kenntnisse über unterschiedlichste Behinderungsformen mit deren Bewegungsabläufen und Formen der Demenz geben Sicherheit, um ohne Sorgen in eine intime Begegnung mit einem pflegebedürftigen Menschen gehen zu können. Welche Diagnose ist bekannt, gerade wenn sie eventuell Auswirkungen auf die Sitzung haben kann? Jeder Mensch ist ein Individuum und sein Verhalten nicht ausschließlich störungsbedingt. Entscheidend sind die Möglichkeiten des Umgangs mit diesen Einschränkungen.

Das Grundwissen (z. B. zu unterschiedlichen Demenzformen) hilft, weil die Betroffenen sich meist selbst nicht dazu äußern können, die kognitiven Störungen einzuordnen. Sexualassistenz zielt nicht vorrangig auf das rein sexuelle Verlangen ab. Ziel ist das ganzheitliche Wohlbefinden durch den Austausch von Zärtlichkeiten und Nacktheit – der Genuss von Zeit zu zweit.

Mögliche Klienten für aktive Sexualassistenz

- Menschen, die aufgrund einer geistigen oder körperlichen Behinderung (angeboren oder erworben durch Unfälle oder Krankheiten) wenig oder keine Möglichkeiten haben, ihre Sexualität zu erleben und sinnliche, sexuelle Erfahrungen mit anderen zu machen. Sie werden oft nicht als potenzielle Sexualpartner wahrgenommen. Vermeintlich fehlende Attraktivität bei spastischen Lähmungen, Muskeldystrophien oder Paraplegien bringt den Betroffenen in die gesellschaftliche Isolation.

- Älteren Menschen, die sich in unserer leistungsorientierten Gesellschaft nicht mehr wahrgenommen fühlen, wird die Sexualität oder der Wunsch nach Zärtlichkeit nicht selten abgesprochen.
- Menschen, die durch einen Herzinfarkt, Schlaganfall oder eine andere Krankheit neue Wege zum Erleben ihrer Sexualität entdecken. Sie brauchen dafür einen sicheren Rahmen ohne Leistungsdruck. Nicht nur Orgasmusstörungen, erektile Dysfunktion, künstliche Harn- oder Darmausgänge, auch Amputationen können zu Niedergeschlagenheit und Resignation führen. Hier kann die begleitende Psychotherapie, auch von Paaren, sinnvoll sein, obwohl der jetzigen Bewohnergeneration diese Art der Behandlung meist völlig fremd ist.
- Menschen mit Demenz, deren sexualisiertes und damit herausforderndes Verhalten in der Institution zu Schwierigkeiten im Umgang führt.

Alle Menschen, die aktive Sexualassistenz in Anspruch nehmen, müssen klar gesagt oder signalisiert haben, dass sie eine solche Hilfestellung brauchen/wollen und müssen in der Lage sein, klar „Ja" oder „Nein" zu sagen oder dies nonverbal zu signalisieren. Diese Einwilligungsfähigkeit, auch wenn sie aufgrund einer kognitiven Beeinträchtigung nur situativ, also im Hier und Jetzt, vorhanden ist, ist unabdingbare Voraussetzung für aktive Sexualassistenz. Denn diese Begegnungen sind bezüglich des Ablaufs nicht vorhersehbar und somit jederzeit und beiderseits zu beenden, wenn das Einverständnis und die Freiwilligkeit nicht sichergestellt ist.

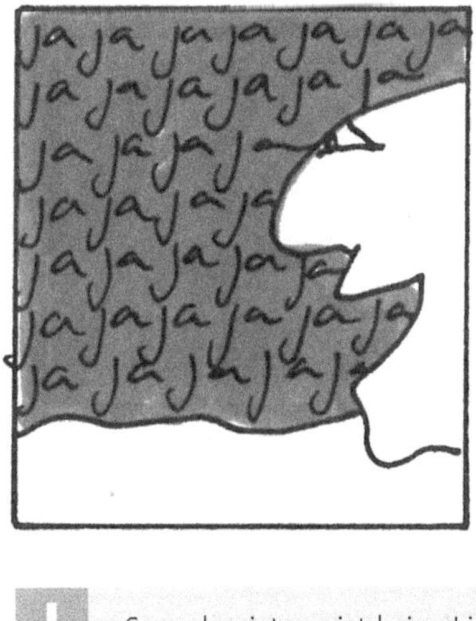

! Sexualassistenz ist keine Liebesbeziehung.

Wenn gelebte Sexualität im Rahmen einer Paarbeziehung möglich ist, so wird diese natürlich bevorzugt. Liebe kaufen kann man sich nicht. Aktive Sexualassistenz ist eine Alternative für Menschen ohne Paarbeziehung. Sei es, weil die Umstände so sind, dass ein Partner schwer oder nicht zu finden ist, oder weil aufgrund von kognitiven Veränderungen keine „Ich/Du"-Wahrnehmung mehr möglich ist und sich dadurch kein Bezug mehr zum Gegenüber herstellen lässt. Orientierte Klienten haben eine Idee von Sexualität und wollen bestimmte sexuelle Handlungen kaufen. Oft besteht ein konkreter Wunsch nach Geschlechtsverkehr oder Oralkontakt. Meist taucht dann auch die Frage nach Beziehung auf. Wird jedoch verstanden, dass keine Partnerbeziehung aus den Begegnungen entstehen kann, braucht es eine Entscheidung, ein entschiedenes Ja zu dieser Art von körperlichem Kontakt. Dieses Bewusstsein, eine bezahlte sexuelle Dienstleistung in Anspruch zu nehmen, nimmt dann bestehende Vorurteile zur Prostitution in Kauf. Denn heute Achtzigjährige sind in den 1940er und 1950er Jahren in der Pubertät gewesen und generationsbedingt von anderen Werten und Normen geprägt. Glaubenssätze wie „Sex nur in der Ehe“ und damit verbundene Scham oder die Angst vor kirchlicher Anklage sind machtvoll. Möglicherweise kommt es auch zur Assoziation mit ansteckenden Krankheiten oder Befürchtungen, dass ein nahestehender Verwandter oder Nachbar den Besuch einer Sexualassistentin mitbekommt. Aus Angst vor Verurteilung, dass solch ungewöhnliche Leistungen in Anspruch genommen werden, wird der Wunsch geäußert, der Sexualassistent möge sich als „Cousin“ oder „Therapeut“ vorstellen. Das gilt es im Vorfeld zu besprechen und zu klären. Es geht bei Sexualassistenz nicht darum, Illusionen zu nähren. Auch bei weniger oder gar nicht orientierten Menschen kann das Angebot von Kuscheln, Erotik, Sex oder Massage ein Schlüssel zum nicht erkannten Bedürfnis sein. Die Information, dass bestimmte Handlungen, wie z. B. Oral- und Geschlechtsverkehr, nicht möglich sind und der Sexualassistent nicht für eine Partnerschaft zur Verfügung steht, muss gegeben sein. Bei fehlendem Kurzzeitgedächtnis wird diese Tatsache stets wiederholt.

Sitzungen vor- und nachbereiten

Im Falle eines nicht orientierten Kunden muss das Umfeld den Schritt zum Kontakt mit der Sexualassistentin machen. Dies können Angehörige oder nahestehende Pflegepersonen sein.

TIPP

Als Vorbereitung können folgende Informationen ggf. vom Team zusammengetragen werden:

- Wer ist auf die Idee gekommen, dass eine aktive Sexualassistenz nötig sei?
- Wie verhält sich der Klient / Bewohner? Ist er laut, still, offensiv, zurückgezogen? Bei Aggressionen: verbal oder körperlich? Bei sexuellen Übergriffen: Wie reagiert der Klient / Bewohner auf ein NEIN der Pflegekraft?

- Gibt es Beeinträchtigungen, die für die Begegnung von Bedeutung sind? Birgt die Medikation des Klienten/Bewohners Gefahren für die Begegnung?
- Wie ist sein Allgemeinzustand?
- Wie ist die familiäre Situation? Gibt es einen gesetzlichen Betreuer? Wer wird die Kosten übernehmen?

Wenn dann der Eindruck entsteht, dass der Sexualassistent das passende Angebot hat, kann ein Termin vereinbart werden. Dieser sollte in den Pflegealltag integrierbar sein, denn das Zimmer muss sauber hergerichtet sein und der Bewohner gewaschen werden. Schließlich ist es für ihn meist gleichbedeutend mit einem Rendezvous. Gerade beim Erstbesuch empfiehlt es sich, dass eine Pflegekraft zum Empfang zur Verfügung steht und ggf. auch ein Abschlussgespräch möglich ist. Der Besuch einer Sexualassistenz kann immer nur nach dem Prinzip von Versuch und Irrtum erfolgen. Die Reaktion ist nicht vorhersehbar. Somit sind die Beobachtung des Klientenverhaltens im Anschluss an den Besuch und das Signal zur Gesprächsbereitschaft die wichtigsten Maßnahmen in der Nachsorge. Die kommenden Sitzungen können dann – je nach finanziellen Mitteln, in der Regel jedoch monatlich – stattfinden. Diese werden hinsichtlich ihrer Wirkung bestenfalls gemeinsam von Pflegeteam und Sexualassistent überwacht und evaluiert.

2 Körperliche und seelische Unversehrtheit, Freiheit und Sicherheit

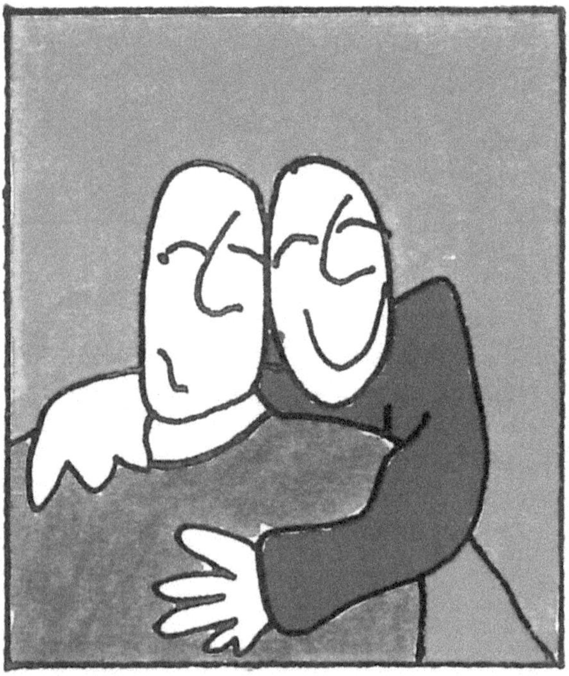

Rechte und Pflichten

2.1 Menschenrechte

Eingangs zeigen wir nochmals die Erklärung der Menschenrechte auf: Diese gelten sowohl für Bewohner als auch für das Pflegepersonal. Das heißt, dass Pflegekräfte im Rahmen der passiven Sexualassistenz beratend und unterstützend tätig sein können, doch ohne dabei die eigenen Grenzen zu verletzen. Fällt es einem Mitarbeiter schwer, sich diesem Thema zu stellen – ob im Gespräch mit Kollegen, Angehörigen oder dem Bewohner selbst – gilt es, auch ihm die Wertschätzung und den Respekt für die Positionierung entgegenzubringen. Diese Haltung sollte gegenüber Bewohnern und Kollegen klar und deutlich ausgesprochen werden. Denn wenn wir uns oder andere verurteilen, ist es sehr schwierig, das zu bekommen, was wir brauchen. Sexuelle Gesundheit ist somit gleiches Recht für alle. Und dennoch kommt es zu Situationen, in denen diese freie Entscheidung zur Sexualität nicht sichergestellt ist und die Pflegenden im Rahmen ihrer Fürsorgepflicht handeln müssen. Liegt eine Eigen- oder Fremdgefährdung vor?

BEISPIEL

Der Sohn: Frau D. lebt gemeinsam mit ihrem 62-jährigen Sohn in der eigenen Häuslichkeit. Sie ist pflegebedürftig und der Sohn versorgt sie. Zusätzlich kommt ein ambulanter Dienst. In der Dienstübergabe äußert eine Pflegekraft den Verdacht, dass dort nicht alles mit rechten Dingen zugehe. Es gibt Spermaspuren in der Vorlage der Mutter.

Lösungsansatz: Das Team ist sich nach weiterer Beobachtung durch alle Kollegen einig, dass es zwischen Mutter und Sohn zu sexuellen Handlungen kam. Da die Einwilligungsfähigkeit der Mutter nicht eindeutig festgestellt werden konnte (die Mitarbeiterin hat auf konkretes Nachfragen keine adäquate Antwort von Frau D. bekommen), gibt der Pflegedienst das Anliegen zur Prüfung in die Hände der Kriminalpolizei, da weder die seelische noch die körperliche Unversehrtheit der Klientin sichergestellt ist.

Erklärung der sexuellen Menschenrechte

Verabschiedet von der Generalversammlung der World Association for Sexual Health (WAS) am 26.08.1999 in Hongkong (Volksrepublik China), überarbeitet durch den WAS Advisory Council im März 2014.

1. Recht auf sexuelle Gleichberechtigung und Freiheit von sexueller Diskriminierung (z.B. bezüglich ethischer Herkunft, Hautfarbe, Geschlecht, Sprache, Religion, politischer Orientierung, Alter, Behinderung etc.)
2. Recht auf Leben, Freiheit und Schutz der Person bezüglich Sexualität (z.B. sexuelle Orientierung, sexuelle Handlungen oder Neigungen bei gegenseitigem Einverständnis, Geschlechtsidentität und sexuelle Ausdrucksweisen)
3. Recht auf sexuelle Selbstbestimmung und körperliche Unversehrtheit (z.B. bezüglich der Partnerwahl, der Sexarten oder sexuellen Verhaltensweisen)
4. Recht auf Freiheit von Folter und gewalttätiger, menschenunwürdiger oder erniedrigender Behandlung oder Strafe (z.B. erzwungene Abtreibung oder Sterilisation, Beschneidung unter Zwang etc.)
5. Recht auf Freiheit von allen Formen der Gewalt oder Nötigung (z.B. Vergewaltigung, Missbrauch etc.)
6. Recht auf Privatsphäre
7. Recht auf das höchstmögliche Maß an Gesundheitsfürsorge, einschließlich sexueller Gesundheit; mit der Möglichkeit, angenehme, befriedigende und sichere sexuelle Erfahrungen zu machen
8. Recht auf den Genuss wissenschaftlicher Fortschritte in sexueller Hinsicht und deren Anwendung
9. Recht auf wissenschaftlich fundierte und verständliche Sexualaufklärung
10. Recht auf umfassende Sexualerziehung
11. Recht, sich auf Beziehungen jeglicher Art einzulassen, sich zu trennen, zu heiraten oder sich scheiden zu lassen; immer gleichberechtigt und in gegenseitigem Einvernehmen
12. Recht auf die Entscheidung, eigene Kinder zu bekommen, auf die Entscheidung, wie viele und in welchen Abständen sie kommen und die Mittel, das Geplante umzusetzen
13. Recht auf Gedanken-, Meinungs- und Ausdrucksfreiheit bezüglich Sexualität
14. Recht auf Versammlungsfreiheit und friedliche Zusammenkünfte (z.B. zur Durchsetzung sexueller Rechte)
15. Recht, sich öffentlich oder politisch für sexuelle Rechte zu engagieren

16. Recht auf einen Gerichtsprozess, Rechtsschutz und Rechtshilfe (bei z.B. Verletzung der sexuellen Rechte)

(WAS 2014, Übers. v. GP)

Somit sind natürlich auch Pflegekräfte gefordert, für sich zu sorgen, und gerade in Bezug auf Punkt 1 und 2 für die eigene Freiheit, Autonomie, Integrität und körperliche Unversehrtheit trotz oder gerade aufgrund ihrer Profession für sich selbst und die eigenen Bedürfnisse einzustehen. Hilfreich ist hier eine Institutionsdiagnostik, also eine Datenerhebung der Fälle von Übergriffigkeit, welche zur Einschränkung der o.g. Rechte führen können. Zahlen und Fakten schaffen ein Bewusstsein – diese interne Datenerhebung sollte der Führungskräfteentwicklung vorangestellt werden.

TIPP

Hier helfen Fragen, die jede Pflegekraft und jede Einrichtungsleitung sich selbst stellen sollte:

- Was bedeutet passive Sexualassistenz für Sie?
- Wo steht Ihr Haus zum Thema im Moment? Hat es bereits einen Platz in Konzept, Einarbeitung, Mitarbeiterschulungen, Teambesprechungen und Patienteninformationen?
- Was wäre Ihnen wichtig, wenn Ihre Bewohner (oder Ihre Mitarbeiter) sich eine Unterstützung in Form von aktiver Sexualassistenz wünschten?
- Welche Unterstützung brauchen Sie bei der Umsetzung?

BEISPIEL

„Schrecken der Station“: Herr A. ist 85 Jahre alt und demenziell erkrankt. Er nutzt jede Gelegenheit, sowohl Mitarbeiterinnen, als auch Mitbewohnerinnen an die Brust zu fassen mit eindeutig weiteren Absichten. Er geht auch in die Zimmer von Mitbewohnerinnen. Frau K., immobil, bittet deshalb die Pflegekräfte, die Zimmertür abzuschließen, wenn sie den Raum verlassen.

Lösungsansatz: Der Schutz von Frau K. hat oberste Priorität. Aus diesem Grund wäre ein Gespräch mit den Angehörigen von Herrn A. angezeigt, um über den Einsatz eines Sexualassistenten zu beraten. Das Personal braucht laut eigener Aussage ein nochmaliges Training zum Thema Abgrenzung durch Körpersprache.

2.2 Situation der Pflegekräfte

Grundsätzlich werden verbale Übergriffe belastender als körperliche empfunden – doch leider oft von Leitung und Kollegen banalisiert und heruntergespielt. Gerade Männer erkennen meist nicht die dahinter verborgene Angst des „schwachen Geschlechts" und verstehen die Kolleginnen in ihrer Unsicherheit nicht. Die Fortpflanzung bedingt biologisch die Penetration der Frau durch den Mann und macht ihn damit zum starken Geschlecht. Ein Pfleger empfindet Bewohner mit sexualisiertem Verhalten ebenfalls als unangenehm und schwierig, fühlt sich aufgrund seiner Körperlichkeit jedoch kaum bedroht und ist sich bewusst, dass er sich der Situation aus eigener Kraft jederzeit entziehen kann. Eine Frau hingegen fühlt sich eher auch körperlich schwach und hilflos. Grenzsituationen werden ganz unterschiedlich empfunden, doch das Erleben ist stets subjektiv und für viele sehr belastend.

BEISPIEL

Nutzt jede Gelegenheit: Herr F. nutzt jede Gelegenheit, Mitarbeiter an intimen Stellen zu berühren in Kombination mit zotigen Bemerkungen oder Witzen. Er hat einen Katheter. Offensichtlich befriedigt er sich oft selbst. Der Intimbereich ist blutverklebt und die Pflege sehr aufwendig – sehr zur Freude von Herrn F. An der Wand hängen pornografische Bilder. Weibliche Pflegekräfte weigern sich, dort hinzugehen.

Lösungsansatz: Nach Absprache mit dem Hausarzt wird ein Katheter durch die Bauchdecke gelegt. Beim Patientenaufklärungsgespräch erörtern Pflegedienstleitung und Arzt gemeinsam mit Herrn F. die Vorteile des geplanten Eingriffs und weisen ihn ebenfalls auf die Grenzüberschreitungen gegenüber dem Personal hin. Des Weiteren werden die weiblichen Pflegekräfte nochmals zum Thema Abgrenzung und Körpersprache geschult, da in der Teambesprechung deutlich wurde, dass es an klaren Signalen gegenüber Herrn F. gefehlt hat.

Die Betroffenen quittieren verbale und physische Übergriffe ganz unterschiedlich, im günstigsten Fall mit Gelassenheit und Humor, im ungünstigsten Fall mit Schreckhaftigkeit, Angst, Vermeidungssymptomen, Frust, Aggression oder Rückzug. Hier kann und sollte die Eigenwahrnehmung zum Schutz der Mitarbeiter geschärft werden. Denn die Dunkelziffer ist hoch und führt, neben den anderen Belastungen wie Personalmangel, Schichtdienst und körperlichem Stress, zu steigenden Krankmeldungen.

BEISPIEL

Unerwartet: Der Pfleger Martin hat den Auftrag, jeden Morgen Frau S. die Stützstrümpfe anzuziehen. Anfänglich glaubte der Pfleger, es sei Zufall, dass die Frau die Gelegenheit nutzt, um mit der Fußspitze seine Hoden zu streicheln.

Lösungsansatz: Der Pfleger weist Frau S. darauf hin, dass ihr Verhalten seine persönliche Grenze überschreitet und vertraut sich im Anschluss einer Kollegin an, die im guten Kontakt zu Frau S. steht. Diese erklärt sich bereit, ein diskretes Gespräch mit ihr zu führen, in dem sie erotische Bedürfnisse thematisiert, um den Unterstützungsbedarf von Frau S. zu erfragen.

Die Berufsgenossenschaft für Gesundheitsdienst und Wohlfahrtspflege hat ein umfangreiches Präventionsprogramm für psychische Belastungen am Arbeitsplatz und zum Umgang mit Extremereignissen entwickelt. Eine Kontaktsuche ist stets freiwillig, sollte jedoch als eine maßgebliche Unterstützung und nicht als Kontrolle angesehen werden.

Gewalt in der Pflege – Prävention und Nachsorge

Der Umgang mit Bewohnerübergriffen (verbal/sexuell/körperlich) ist ein Aspekt der psychischen Belastung der Mitarbeiter in Pflegeberufen. In dem Zusammenhang ist es notwendig, Mitarbeiter zu qualifizieren, mit diesen Situationen umzugehen, beziehungsweise diese Situationen nicht erst entstehen zu lassen. Ein weiterer Aspekt ist die Nachsorge für die Mitarbeiter nach einem Übergriff.

Gesundheitsschäden durch Übergriffe von Bewohnern auf Mitarbeiter des Pflegepersonals sind in der Regel Arbeitsunfälle im Sinne des Sozialgesetzbuches VII. Von daher sind diese Vorfälle grundsätzlich auch zu dokumentieren. Eine grundsätzliche Meldepflicht von Arbeitsunfällen besteht erst ab einer Arbeitsunfähigkeit von mehr als drei Kalendertagen (Unfalltag selbst nicht mitgerechnet). Deswegen ist eine Eintragung von Bagatell-Übergriffen zum Beispiel in das Verbandbuch zu empfehlen. Die Form der Dokumentation ist jedoch jeder Einrichtung selbst überlassen.

Broschüren und weitere Informationen zum Thema „Gewalt“ (u. a. „Exemplarische Fragen für eine Gefährdungsbeurteilung“) sind direkt unter www.bgw-online.de/gewalt (08.05.2018) zu finden.

2.3 Situation der Klienten

Der wichtigen und notwendigen Abgrenzung des Personals steht nun der Wunsch nach körperlicher Nähe des Bewohners gegenüber. Werden die Signale erkannt und respektiert?

BEISPIEL

Tagespflege: Herr K. besucht die Tagespflege. Nach kurzer Eingewöhnungszeit fühlt er sich sehr wohl. Er nimmt sehr offensiv, aber charmant Körperkontakt zu den weiblichen Gästen auf. Er öffnet ihnen die Hosen und greift ihnen in den Schritt. Das trifft auf unterschiedliche, bei einigen Damen auf durchaus positive Resonanz.

Lösungsansatz: Herr K. wird gebeten, sein Verhalten in der Gruppe zu ändern. Die geneigten Damen werden befragt, ob weitere körperliche Nähe zu Herrn K. gewünscht wird und man bietet dem Paar ggf. einen Raum der Zweisamkeit an.

Häufig sind keinerlei Rückzugsmöglichkeiten für Zweisamkeit und Intimität gegeben und Mitarbeiter fühlen sich überfordert, ein Angebot zu machen, da sie glauben, Beziehungen dürfen nicht entstehen oder seien nicht erlaubt. Das klassische Pflegebett hat die Maße von 1x2 Meter und lässt das Kuscheln von beispielsweise zwei übergewichtigen und immobilen Bewohnern in einem Bett gar nicht zu. Zu Recht wird vom Pflegepersonal gefürchtet, dass einer der beiden aus dem Bett fallen und sich verletzen könnte.

Welche Strategie haben wir also noch in Bezug auf passive Sexualassistenz oder gibt es ein Lösungsangebot in Form von aktiver Begleitung? Prostitution ist in Deutschland legal seit 1927. Von einer Integration der Sexarbeit kann jedoch nicht gesprochen werden. Rechtliche und gesellschaftliche Diskriminierungen sind dafür verantwortlich, dass dieser Art von Sexarbeit zu wenig Respekt und Toleranz entgegengebracht wird. Somit werden Prostituierte als Gruppe, genau wie ältere oder kognitiv eingeschränkte Menschen, oft herabgewürdigt.

Allen voran stehen die Begriffe *Geschäftsfähigkeit* (Fähigkeit, Willenserklärungen rechtsgültig abzugeben und entgegenzunehmen) und *Einwilligungsfähigkeit* (Erfassung von Art, Bedeutung und Tragweite der Maßnahme ist verbal oder nonverbal möglich). Wessen Zustimmung zur Intimität muss ich mir denn einholen? Und warum? Es braucht die beiderseitige Einwilligung! Sie wird definiert als zustimmende, bewusste und freiwillige Vereinbarung, sich (hier) an sexuellen Handlungen zu beteiligen. Das bedeutet: Nur ein Ja ist ein Ja, es muss also ein Ja sein und nicht ein fehlendes Nein.

Und wenn der Klient nicht in der Lage ist, dieses Ja bzw. Nein adäquat zu äußern? Kein Nein ist nicht automatisch ein Ja, nicht wahr? Eine Bestimmung von voller, eingeschränkter und stark eingeschränkter Entscheidungs- und Einwilligungsfähigkeit ist unabdingbar: Nach §223 StGB oder auch §630d BGB ergeben sich folgende Voraussetzungen für eine Einwilligungsfähigkeit zu den geplanten Maßnahmen:

- Verständnis
- Verarbeitung
- Bewertung
- Bestimmbarkeit des Willens

Die Entscheidungsfähigkeit wird anhand Willensbekundung, Urteilsvermögen und Handlungsfähigkeit bestimmt und kann ggf. auch vom gesetzlichen Betreuer übernommen werden.

Bei psychisch Kranken, Menschen mit Demenz oder in sonstiger Weise in ihrer Willensbildung beeinträchtigten Patienten ist also stets im Einzelfall zu prüfen, am besten mit Hilfe einer Ethikkommission (Kap. 2.3), ob Einwilligungsfähigkeit gegeben ist oder nicht.

BEISPIEL

Spaß für beide? Frau K. lebt mit ihrem demenziell erkrankten Mann zusammen und pflegt ihn. Beim Neurologen beklagt sie sich, dass ihr Mann immer noch Sex möchte, sie aber nicht. Antwort des Arztes: „Nun lassen Sie ihm doch das bisschen Vergnügen."

Lösungsansatz: Die Pflegekraft geht empathisch auf die Ehefrau zu, um ihr zu helfen. Es braucht jetzt Verständnis für die Herausforderungen der Pflege einschließlich Intimhygiene des eigenen Mannes. Als hilfebedürftige und auch geistig veränderte Person ist er für die Ehefrau unmöglich als Sexualpartner zu sehen. Es mischen sich Gefühle, wie Scham, Ekel und auch Wut. So kann sie sich der Sexualität nicht öffnen. Das Angebot eines Sexualassistentenbesuches kann ein Lösungsansatz sein, wenn die Ehefrau sich das vorstellen kann. Dies gelingt durch gezielte Fragestellungen (Kap. 5).

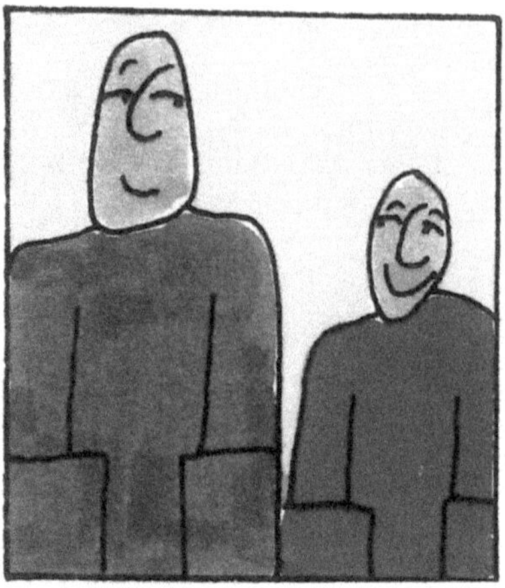

Einem nach deutschem und österreichischem Recht geschäftsfähigen (in der Schweiz „handlungsfähigen“) Bewohner und seinen Angehörigen muss es immer und zu jeder Zeit möglich sein, in Freiwilligkeit zu entscheiden, was gut und richtig für ihn ist. Zugleich zwingt ihn die stationäre Heimaufnahme meist, sich den Regeln der Institution zu unterwerfen. Diese Unterwerfung ist bei kognitiv eingeschränkten Menschen noch viel stärker ausgeprägt. Aus Angst und Scham fügen sie sich den Anweisungen des Personals oder auch der Angehörigen – unfähig, die eigene Meinung zu vertreten.

BEISPIEL

Ein verwitweter Bewohner verliebt sich kurz nach der Heimaufnahme in seine Zimmernachbarin. Ihr geht es ähnlich und beide blühen auf. Die Kinder der alten Dame freuen sich sehr über die glückliche Mutter, auch das Personal sieht die positiven Effekte der neuen Liebe. Sie genießen gemeinsame Spaziergänge und verbringen die meiste Zeit des Tages miteinander. Sie fassen sich ein Herz und bitten die Heimleitung um die Organisation eines breiteren Bettes, um auch in der Nacht beieinander sein zu können. Zur Klärung bittet die Heimleitung die Töchter des Mannes zum Gespräch und muss erfahren, dass diese die Beziehung ihres Vaters nicht tolerieren können und werden. Sollte das Personal das Beisammensein der beiden nicht unterbinden, würden sie sich umgehend nach einem anderen Heimplatz für ihren Vater umsehen wollen. Zahlreiche Gespräche verlaufen nach immer gleichem Muster. Wegen des eigenen kulturellen Hintergrunds kam eine neue Beziehung für den Vater nach dem Tod der Mutter nicht infrage. Die Familie sah sich nach einer neuen Unterbringung um, der Herr musste ausziehen.

Pflegende und Angehörige sind sich ihrer emotionalen Machtposition oft gar nicht bewusst, einer Abhängigkeit von Beziehung, die große Gefahren birgt. Unabhängig von der Art passiver Unterstützung (wie Rückzugsmöglichkeiten, störungsfreie Zeiten, erotische Hefte, Filme oder Sexspielzeug) ist der Bewohner bei Unterstützungsbedarf stets von der Hilfeperson abhängig. Hinsichtlich der aktiven Sexualassistenz nimmt die Juristin Prof. Dr. jur. Julia Zinsmeister folgende Stellung ein:

Haben Bewohnerinnen und Bewohner einen Rechtsanspruch auf Sexualassistenz?

Stellungnahme von Prof. Dr. jur. Julia Zinsmeister, 2018, Technische Hochschule Köln

Das Grundgesetz schützt im Rahmen des Allgemeinen Persönlichkeitsrechts die sexuelle Selbstbestimmung. Sie ist Ausdruck der Menschenwürde und der allgemeinen Handlungsfreiheit, die der Staat zu achten hat. Die Grundrechte schützen vor staatlichen Eingriffen. Es ist dem Staat also grundsätzlich verboten, in die sexuelle Selbstbestimmung Pflegebedürftiger einzugreifen. Eine Bewohnerin und ein Bewohner könnten sich gegen solche Eingriffe zur Wehr setzen. Die Grundrechte strahlen auf unsere gesamte Rechtsordnung aus. Die Pflegeeinrichtungen werden durch die Heimgesetze der Länder und das Sozialrecht explizit verpflichtet, die Selbstbestimmung der Bewohnerinnen und Bewohner zu wahren und zu fördern und ihre Würde und Privatsphäre zu achten. Dazu zählt auch ihr Recht, selbst zu entscheiden, wann und wie sie in ihrer Privatsphäre sexuell aktiv werden. So heißt es z. B. in § 1 Wohn- und Teilhabegesetz NRW, dass die Bewohnerinnen und Bewohner durch das Gesetz „insbesondere in ihrer Privat- und Intimsphäre geschützt sowie in ihrer sexuellen Orientierung und geschlechtlichen Identität geachtet werden". Weder die Angehörigen oder die rechtlichen Betreuer noch die Einrichtungsleitung können daher die selbstgewählten Sexualkontakte der Pflegebedürftigen „regulieren". Deren Freiheit, jederzeit Besuch zu empfangen und mit diesem ungestört zu sein, endet alleine am Recht der Mitbewohnerinnen und Mitbewohner, sich nicht die Sexualität anderer Menschen aufzwängen zu lassen. Wer sich das Zimmer mit anderen teilt, muss sich darum mit diesen abstimmen und im Übrigen zum Schutz der Nachbarn auf Zimmerlautstärke und die Nachtruhe achten. Die Einrichtungsleitungen haben den Bewohnerinnen und Bewohnern zudem Schutz vor sexueller Belästigung und sexuellen Übergriffen durch andere Nutzerinnen und Nutzer, Mitarbeitende oder Besucherinnen und Besucher zu gewähren.

Grundrechte entfalten nicht nur eine Abwehrfunktion, sondern im engen Maß auch eine Gewährleistungsfunktion. Aus Art. 1 GG (Schutz der Menschenwürde), Art. 2 GG (Schutz der Freiheit und körperlichen Unversehrtheit) lässt sich das Recht aller Menschen in Deutschland auf Sicherung ihres sozio-kulturellen Existenzminimums ableiten. D.h. der Staat hat sicherzustellen, dass auch denjenigen Menschen, die ihren Unterhalt nicht mehr selbst sichern können, das Mindestmaß an finanziellen Mitteln zur Verfügung steht, das sie brauchen, um ihre Grundbedürfnisse zu decken und in bescheidener Form am Leben in der Gesellschaft teilzuhaben. Die obersten Gerichte haben mehrfach betont, dass die (einvernehmliche) Sexualität ein Grundbedürfnis des Menschen darstellt, das einen hohen verfassungsrechtlichen Schutz genießt. Ob und unter welchen Voraussetzungen und in welchem Umfang Menschen daraus konkrete Ansprüche gegen den Sozialhilfeträger auf Finanzierung von Sexualassistenz oder Hilfsmitteln als existenzsichernde Leistung ableiten können, wird in der Rechtswissenschaft und vor den Gerichten aber noch kontrovers diskutiert. Wie soll man den Umfang des Anspruchs bestimmen? Wie viel Sexualität und welche Sexualität braucht ein Mensch? Es muss sichergestellt sein, dass der Staat Sexualität nicht normiert oder durch die Förderung der Sexualassistenz ungewollt ausbeuterischen Verhältnissen und Menschenhandel Vorschub leistet. Bis hier rechtliche Klarheit geschaffen ist, werden die Pflegebedürftigen Sexualassistenz weiterhin aus den ihnen zur Verfügung stehenden Mitteln finanzieren müssen.

Verträge sind wirksam

Dem Recht auf sexuelle Selbstbestimmung eines Menschen werden durch die Freiheit seiner Mitmenschen Grenzen gesetzt. Zu deren Schutz kann der Gesetzgeber Schranken errichten. So erklärt § 138 Abs. 1 BGB Rechtsgeschäfte, die gegen die guten Sitten verstoßen, für nichtig. Doch in Bezug auf die Sexualität und auf Sexualdienstleistungen hat sich der Zeitgeist gewandelt, auch im Recht: Das Prostitutionsgesetz erkennt seit 2002 die Rechtswirksamkeit von Verträgen über kommerzielle sexuelle Dienstleistungen an. Dort heißt es: „Sind sexuelle Handlungen gegen ein vorher vereinbartes Entgelt vorgenommen worden, so begründet diese Vereinbarung eine rechtswirksame Forderung." Als Zwischenergebnis lässt sich festhalten: Verträge, die Heimbewohner mit Sexualassistenten abschließen, sind zivilrechtlich in aller Regel wirksam. Problematisch ist die Rechtslage, wenn die Wohnung oder die Wohneinrichtung, in der die oder der Pflegebedürftige eine Sexualassistenz empfangen möchte, in einem Sperrbezirk liegt. Nach § 120 Ordnungswidrigkeitengesetz (OWiG) kann eine Geldbuße verhängt werden, wenn jemand im Sperrbezirk der Prostitution nachgeht. Einzelne Sperrbezirksverordnungen verbieten es Prostituierten auch, im Sperrbezirk ihre Kundinnen und Kunden in deren Wohnung aufzusuchen. Solche Regelungen sind verfassungsrechtlich aber äußerst problematisch. Denn der Staat darf zwar zum Schutz der öffentlichen Ordnung Prostitution aus dem öffentlichen Bereich verweisen und mit rechtlichen Mitteln erzwingen, dass sie in dem für andere nicht wahrnehmbaren Privatbereich verbleiben (BVerwG 6 C 16.02 v. 6.11.2002), er darf aber umgekehrt nicht in die räumliche Privatsphäre eines Menschen eingreifen, um ihn an legalen und einvernehmlichen sexuellen Handlungen zu hindern. Das gilt insbesondere für Menschen, die aufgrund ihrer Beeinträchtigung auch nicht auf den Besuch eines Bordells verwiesen werden können. Für die Bewohner ist ihr Zimmer ihr Zuhause und zumeist der einzige Ort, an dem sie noch eine Privatsphäre haben. Diese Privatsphäre kennzeichnet, dass die oder der Betreffende selbst entscheidet, ob und wann sie/er andere Menschen in diese eintreten lässt und wann nicht. Diese Privatsphäre unterliegt dem uneingeschränkten Schutz der Verfassung.

Fazit: Liegt eine Wohneinrichtung im Sperrbezirk, könnte der Besuch einer Sexualassistenz ordnungsrechtlich verboten sein. Es bestehen aber gute Chancen, dass die Ordnungsbehörden von einem Bußgeldbescheid absehen oder das Gericht einen erlassenen Bußgeldbescheid aufheben würde, wenn dieser faktisch einem Sexualverbot für den betroffenen Bewohner gleichkommt.

Mögliche Schranken könnten sich aber aus strafrechtlichen Bestimmungen ergeben. § 174 StGB stellt den sexuellen Missbrauch von Schutzbefohlenen unter Strafe, § 174a StGB den von behördlich verwahrten oder kranken/hilfsbedürftigen Menschen in Einrichtungen. Sexualassistenten handeln jedoch nie im Rahmen eines Obhutsverhältnisses.

§ 177 StGB stellt einen sexuellen Übergriff, sexuelle Nötigung und Vergewaltigung unter Strafe. Bei Pflegebedürftigen ist dies insbesondere dann relevant, wenn es der Täter ausnutzt, dass der Pflegebedürftige nicht in der Lage ist, einen entgegenstehenden Willen zu bilden oder zu äußern oder dabei erheblich eingeschränkt ist. Das kann insbesondere dann ein Problem sein, wenn die oder der Pflegebedürftige (z. B. aufgrund fortgeschrittener Demenz) einwilligungsunfähig ist.

Heimrechtlich unproblematisch

Das Heimordnungsrecht der Länder erlaubt dem Träger keine Einschränkung der Besuchsrechte, schon gar nicht hinsichtlich Sexualassistenz. Im Gegenteil: Die einzelnen Landesheimgesetze schützen die Bewohnerinnen und Bewohner vor Beschränkungen ihrer sozialen und sexuellen Kontakte. Das Recht auf Selbstbestimmung umfasst auch die Freiheit, selbst zu entscheiden, mit wem man wie und wo seine Zeit verbringt und von wem man Besuch erhält. In § 19 Abs. 2 des Wohn- und Teilhabegesetz des Landes NRW wird klargestellt: „Besuche dürfen von der Einrichtungsleitung nur untersagt oder eingeschränkt werden, wenn dies unerlässlich ist, um eine unzumutbare Beeinträchtigung der Interessen von Nutzerinnen und Nutzern oder des Betriebes der Einrichtung abzuwenden." Im Hinblick auf eine mögliche Ruhestörung gilt, dass Bewohnern und Bewohnerinnen ebenso wenig wie den Mieterinnen und Mietern in Mehrfamilienhäusern verboten werden kann, Besuch zu empfangen und sexuelle Kontakte zu pflegen, sondern lediglich verlangt werden kann, dies in Zimmerlautstärke und unter Beachtung der Nachtruhe zu tun. „Unzumutbar" wird eine Beeinträchtigung erst, wenn durch sie der Hausfrieden massiv und nachhaltig gestört wird. Bevor die Einrichtungsleitung eingeladenen Besucherinnen und Besuchern zum Schutz vor unzumutbaren Beeinträchtigungen den Zutritt verwehrt (und sei es nur zu bestimmten Zeiten), hat sie aber zuerst zu prüfen, ob es kein milderes Mittel gibt, die Beeinträchtigung abzuwenden, z.B. durch Verbesserung des Schallschutzes. Die Hürden für ein Hausverbot sind also sehr hoch.

Betreuerinnen und Betreuer müssen Wünsche beachten und zur Verwirklichung beitragen

Aufgabe der rechtlichen Betreuerinnen und Betreuer und Vorsorgebevollmächtigten ist es, Menschen im Rahmen der ihnen übertragenen Aufgabenkreise zu helfen, ihr Leben trotz ihrer Einschränkungen weiterhin möglichst selbstbestimmt und entsprechend ihren eigenen Wünschen und Vorstellungen zu gestalten (§ 1901 Abs. 3 BGB). Anders als die elterliche Sorge für Kinder umfasst die rechtliche Betreuung für Erwachsene keine Betreuung in der allgemeinen Lebensführung. Erwachsene Menschen gilt es nicht mehr zu erziehen! Die rechtlichen Betreuer sind darum nur für solche Angelegenheiten zuständig, die „rechtlich zu besorgen" sind (§ 1901 Abs. 1 BGB). Rechtliche Betreuung ist Rechtsfürsorge. Eine rechtliche Betreuung umfasst in der Regel nicht das Recht, über den Umgang der Betreuten zu bestimmen. Das gilt ebenso für Vorsorgevollmachten. In Bezug auf die Sexualassistenz heißt das: Ob, wie und mit wem ein erwachsener Mensch sozial und sexuell verkehrt, entscheidet er grundsätzlich alleine. Will er Sexualassistenz in Anspruch nehmen, ist es Aufgabe der rechtlichen Betreuer mit dem Aufgabenkreis Vermögenssorge, mit dem Betreuten darüber zu beraten, ob er über die erforderlichen finanziellen Mittel verfügt oder wie er diese ansparen kann. Beschließt ein pflegebedürftiger alter Mann z.B. in Kenntnis der Tragweite seiner Entscheidung, seinen Enkelkindern an Weihnachten ausnahmsweise nichts zu schenken, sondern das Geld für eine Sexualassistenz zu verwenden, mag diese Entscheidung für seine Angehörigen sehr verletzend sein. Für seinen rechtlichen Betreuer ist sie aber beachtlich und entsprechend umzusetzen. Droht ein Mensch sich finanziell zu ruinieren, weil er zu häufig sexuelle Dienstleistungen in Anspruch nimmt, kann das Betreuungsgericht prüfen, ob es sinnvoll ist, einen Einwilligungsvorbehalt anzuordnen (§ 1903 BGB).

Weitere Informationen dazu finden Sie auch bei Zinsmeister, J. (2018): Stichwort „Sexuelle Selbstbestimmung". In: Deinert, O., Welti, F. (Hrsg.): Stichwortkommentare Behindertenrecht. Arbeits- und Sozialrecht, Öffentliches Recht, Zivilrecht. Nomos, Baden-Baden

Die mit der stationären Heimaufnahme übernommene Fürsorgepflicht und das Handeln bei Selbst- und/oder Fremdgefährdung ist in diesem Zusammenhang eine der größten Herausforderungen in der Pflege und wird unterschiedlich, aber stets hitzig diskutiert. Darf ein Bewohner stürzen? Darf er Auto fahren? Ist er in der Lage, eine Vorsorgevollmacht und Patientenverfügung zu verfassen? Darf er die Nahrungsaufnahme einstellen? Kann er seine Finanzen verwalten? Darf er sich einschließen, um zu onanieren? Kann er eine neue Partnerschaft beginnen? Darf er sich mit einer externen Sexualassistentin treffen?

Die Antworten auf diese Fragen werden bestenfalls gemeinsam gefunden. Bevor die Unterstützung des Familiengerichtes angefordert wird, kann die Einberufung einer Ethikkommission, bestehend aus

- verantwortlicher Pflegefachkraft,
- Bewohner/Klient,
- Angehörigen und/oder gesetzlichem Betreuer,
- Einrichtungsleitung und
- Hausarzt

sinnstiftend sein, um in Gemeinschaft an der Lösungsfindung zu arbeiten. Diese Zusammenkunft kann und sollte als bewohnerfokussierte Fallbesprechung gemeinsam protokolliert werden.

Die Ethikkommission agiert in einem gemeinsam festgelegten Zeitrahmen und mit Moderation durch die betreuende Pflegefachkraft. Ziel ist die Lösungsfindung bei sachlich dargestellter Pflegesituation und den daraus entstehenden Konflikten. Lösungsansätze und Angebote wie z. B. Hilfsmittel (Vibrator bei Verletzungsgefahr durch Masturbation mit ungeeigneten Mitteln) werden gemeinsam erörtert und es wird über eine Kostenübernahme entschieden. Eine Abstimmung und die Protokollierung kann auch bei unterschiedlichen Standpunkten für eine Entscheidung sorgen und als Nachweis zur Qualitätssicherung dienen.

BEISPIEL

Griffnähe: Beim Ehepaar K. ist die Ehefrau demenziell erkrankt und immobil. Sie wird täglich pflegerisch versorgt. Unter dem Vorwand der Hilfe drängt sich der Ehemann an die Pflegekraft und berührt sie wie zufällig an Brust und Gesäß. Der Pflegekraft ist das unangenehm.

Lösungsansatz: In der Teambesprechung stellt sich heraus, dass auch die anderen weiblichen Pflegekräfte vom Ehemann berührt werden. Gemeinsam wird eine Vorgehensweise festgelegt: Um den Ehemann nicht zu beschämen, wird eine männliche Pflegekraft einen Gesprächstermin mit dem Herrn festlegen. Diese teilt ihm dann verständnisvoll mit, dass sein Bedürfnis völlig natürlich ist, er es jedoch nicht mit den weiblichen Pflegekräften ausleben kann und darf. Auch hier kann die Unterstützung durch Sexualassistenten sinnvoll sein.

3 Privatheit im Heim gewährleisten

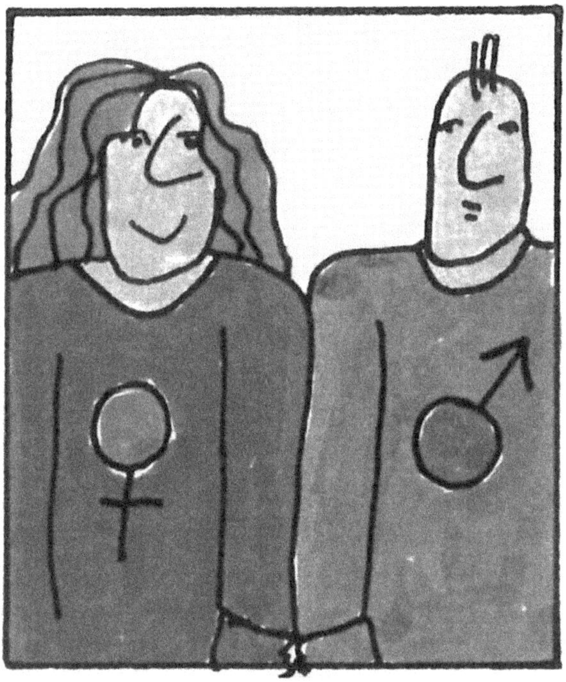

Im Gespräch mit praktizierenden Sexualassistenten

Nach wie vor kämpfen wir im Pflegealltag gegen die zutiefst menschliche Betriebsblindheit und die täglichen Routinen, die uns den Blick auf die Bedürfnisse unserer Kunden verstellen. Die Intimität der Grundpflege ist den Pflegenden im Alltag meist gar nicht mehr bewusst.

Doch bedenken wir stets: Normalerweise berühren sich nicht einmal vertraute Menschen auf diese Weise! Emotionen wie Dankbarkeit, Pflichtgefühl, Scham, Ekel, Wut, Angst und Macht kommen und gehen. Daher benötigen wir eine professionelle Beziehungsgestaltung, die emotionale Nähe bewusst reflektiert und zielgebunden ist und die Privatheit nicht außer Acht lässt.

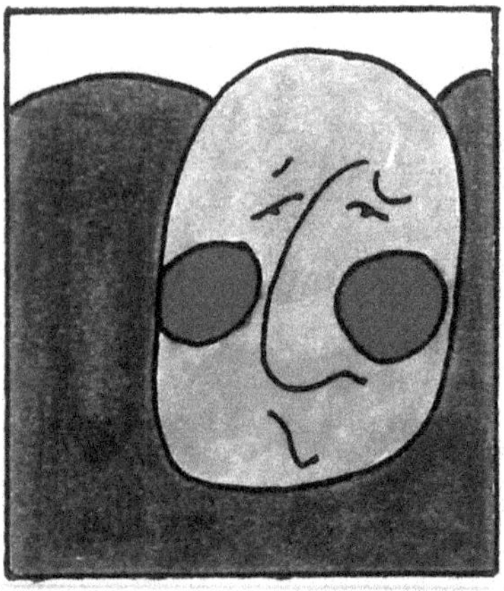

Scham ist auch ein Schutzschild unserer Intimität und so sind wir daher ganz automatisch erschrocken, sobald dieses Schild durch eine Erkrankung fällt. Wer Scham spürt, empfindet sich in diesem Moment als wertlos, ungenügend, falsch. Schuldgefühle hingegen beziehen sich in der Regel auf ein Fehlverhalten. Ist die Pflege- oder auch Paarbeziehung von starken Scham- und Schuldgefühlen beherrscht, kann keine emotionale Nähe mehr entstehen.

! Zu viel Intimsphäre kann es nicht geben!

Das Pflege- und Betreuungspersonal hat den größten Einfluss auf die Wahrung der Intimsphäre. Immer noch öffnet die Pflegekraft unmittelbar nach dem Anklopfen die Tür zum Zimmer, da sie – oft auch zu Recht – davon ausgeht, dass der Bewohner das Klopfen nicht hört. Das ist nicht gleichbedeutend mit der Erlaubnis, ihn jederzeit überraschen zu dürfen. Würde es uns nicht sehr erschrecken und auch stören, wenn die eigene Wohnung zu jeder Tageszeit von „Fremden" betreten werden könnte? Gibt es in Ihrer Institution Räume für Zweisamkeit? Wie es um die Privatheit in Pflege- und Betreuungseinrichtungen bundesweit steht, wollten wir von erfahrenen Sexualassistenten wissen und haben sie dazu nach ihren Erfahrungen mit Klienten befragt. Nina de Vries bietet neben ihrer Vortrags- und Öffentlichkeitstätigkeit auch intime Begegnungen mit Menschen (mit mehrfachen geistigen und körperlichen) Einschränkungen an. Ihr individuelles Angebot orientiert sich grundsätzlich an ihren ganz persönlichen Grenzen. Die Intention und Motivation ihrer über 18-jährigen Arbeit beschreibt sie wie folgt:

„Motivation ist ein Prozess, keine einmalige Entscheidung oder Feststellung. Ich entdecke meine Motivation mit den Jahren immer wieder neu und immer wieder anders. Heute motiviert mich die Einzelarbeit mit Menschen mit schwersten mehrfachen Behinderungen. Ich habe mich selbst oft als Außenseiter gefühlt und tue das oft noch immer in einer Gesellschaft, in der das Tragen von Masken und Spielen von Rollen mit der Wirklichkeit verwechselt wird. Wo die Privatheit, die Öffentlichkeit und das Berufliche stark voneinander getrennt sind. Authentizität ist eher etwas Seltenes. Ich bin gern in Kontakt mit Menschen, die dieses ‚Spiel' nicht mitspielen können. Die zu keiner Arglist, Berechnung oder Täuschung in der Lage sind.
Ich mag das Direkte und Haptische an meiner Arbeit. Da ist so viel Sehnsucht nach Nähe, nach Berührung. ‚Normal' sein heißt in unserer Gesellschaft, gut darin zu sein, diese Sehnsucht zu kompensieren – mit Ersatzbefriedigungen wie Rauchen, Essen, Shoppen, Internet/Fernsehen, Statussymbolen etc. Die Menschen, mit denen ich arbeite, drücken ihre Bedürfnisse direkt aus und werden dann im ungünstigen Fall als lästig, störend, im besten Fall als herausfordernd wahrgenommen und es wird ihnen mit Unterstützungsbereitschaft begegnet. Die Öffentlichkeitsarbeit stillt mein Verlangen danach, diesen Missstand zu beleuchten, mich und andere dazu anzuspornen, mutiger zu sein. Mut zur Verletzlichkeit, Menschlichkeit, Größe und Freude in Beziehungen. Es ist immer wieder ein kleines Wunder, Kontakt aufnehmen zu können mit Menschen, die nicht gefangen sind im kognitiven Benennen oder Wissen des ‚ich und du'. Sie nehmen meiner Meinung nach ihre direkte Umgebung oft viel sinnlicher (im Hören, Sehen, Schmecken, Riechen und Fühlen) wahr. Dieses kognitive ‚Anderssein' führt in der Regel in die komplette Abhängigkeit von Anderen. Das ist für mich ein Grund, sie zu bewundern und zu respektieren. Wie geduldig sie sein müssen!

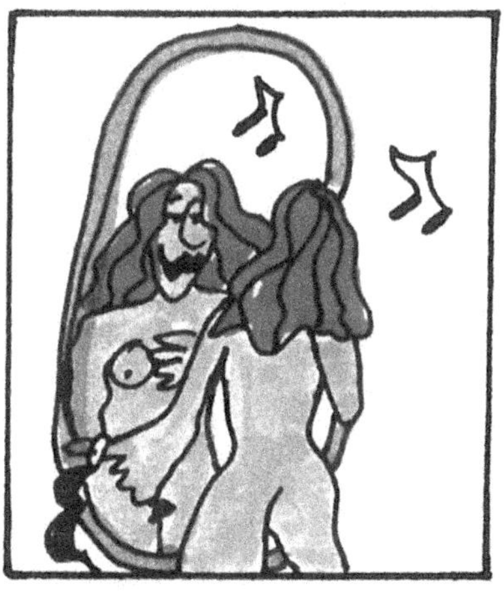

Doch auch ich war manchmal in der Arbeit mit orientierten Menschen (mit einer körperlichen Behinderung) ungeduldig – vor allem, wenn sich der Klient selbst ‚klein' macht, sich eine Paarbeziehung mit mir wünscht. Dann kommt es hin und wieder zu manipulativem Verhalten, in dem die Bedürftigkeit des Klienten von ihm als Druckmittel eingesetzt wird. Abneigungen und Vorlieben basieren natürlich immer auf Eigenschaften, die man in sich

ablehnt oder auch hervorheben mag. Ich nehme mich selbst nicht immer ernst und dadurch gelingt es mir meist, Leichtigkeit und Humor in die Begegnung zu bringen. Ich ertappe mich selbst sehr schnell, wenn ich nicht aufrichtig bin. Gern spreche ich vor Publikum und genieße es, wenn die Teilnehmer Spaß haben, mit mir lachen können und ihre Angst vor dem Thema verlieren. Mein Freundeskreis freut sich mit mir, dass ich etwas machen kann, das mir wirklich gefällt."

BEISPIEL

Die Begegnung von Nina de Vries mit Herrn K.: Die Pflegedienstleiterin ruft mich an. Es geht um Herrn K. Er ist 68 Jahre alt, hat eine vaskuläre Demenz und Halbseitenlähmung. Mir wird erzählt, dass er die Schwestern anfasst, am Busen und am Po. Er lacht bei Ablehnung und wirkt sehr aufgedreht. Ein Termin wird gemacht. Das Personal bekommt von mir folgende Hinweise: Zimmer heizen, frische Bettwäsche, Herrn K. frisch duschen. Eine Küchenrolle und einen CD-Player brauche ich. Ich fahre hin mit der S-Bahn. Dann ein Bus. Mir ist etwas mulmig. Als ich in das große Haus komme, bin ich in einer Art Halle. Links die Rezeption, etwas weiter hinten im Raum scheint ein Musikkreis zusammengekommen zu sein. Die Rezeptionistin sagt mir, wie ich zu der geschlossenen Abteilung komme, in der Herr K. untergebracht ist. Schwester Monika empfängt mich. Ein paar neugierige Blicke von anderen Mitarbeiterinnen mustern mich mit freundlichem Nicken. Als wir ins Zimmer kommen, sitzt Herr K. im Rollstuhl vor dem Fernseher. Der wird nun ausgeschaltet. Er fängt sofort an: „Oh – schöner Busen!" und fasst Schwester Monika und auch mir völlig ungeniert an die Brust. Sie schimpft humorvoll ein bisschen mit ihm: „Was soll die Frau de Vries nun von uns halten!" Ich lasse die Berührung kurz zu und nehme dann seine Hände und stelle mich direkt vor ihn hin. Ob ich ihn duzen darf. Ja, er heißt Thomas. Ich bin Nina. Er macht weiter mit dem merkwürdigen Verhalten und äußert sein Entzücken über den Busen. Er wirkt in der Tat sehr aufgedreht. Es kommen noch zwei andere Pflegekräfte, um ihn gemeinsam aufs Bett zu legen. Er schreit und jodelt. Ich warte im Flur. Verschiedene Menschen gehen mit leeren Blicken den Gang hoch und runter. Einer schaut mich auch sehr neugierig an. Ich grüße freundlich, als seien wir alle unter völlig normalen Umständen hier.

Ich komme wieder herein und Thomas liegt auf dem Bett. Wir sind allein, ich schließe die Tür, mache Musik an, zünde drei Teelichter an und brenne ein kleines Stückchen Duftpapier ab, um den „Pflegeheimgeruch" etwas abzumildern. Thomas ist auf einmal völlig ruhig und als ich noch mal auf die Toilette gehe und wieder zurückkomme, scheint er eingeschlafen zu sein. Während unserer Stunde zusammen ist er ruhig, angemessen in seinen Berührungen und Äußerungen. Einmal weint er kurz, als ich ihn frage, was er früher beruflich gemacht hat. Er war Fleischer. Da kommen die Tränen. Ich frage, ob ihn das traurig macht? „Ja", sagt er, und merkwürdigerweise schauen wir uns dann eine Weile lang direkt in den Augen, ohne dass es peinlich ist. Er scheint die Berührungen zu genießen. Er ist keineswegs anzüglich.

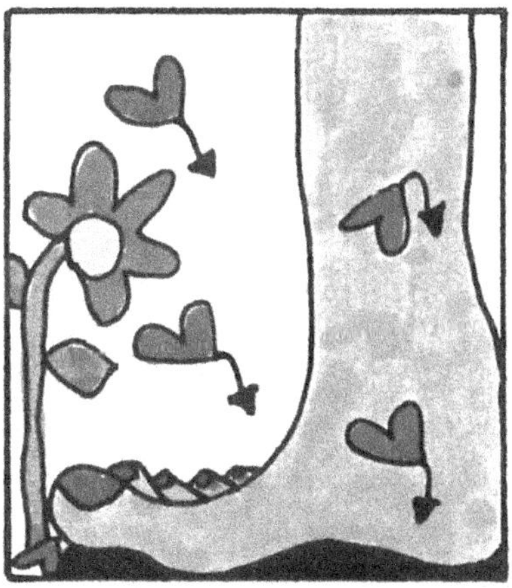

Die Rückmeldung des Personals im Anschluss an diese Begegnungen: Herr K. geriet in „ruhigere Fahrwasser" bezüglich des Berührens von Pflegerinnen. Bevor Herr K. etwas später plötzlich stirbt, war Frau de Vries noch zweimal da. Es ist ein schöner und angenehmer Kontakt.

Die Begegnung von Nina de Vries mit Jules: Jules ist 74 Jahre alt. Er lebte auf Mallorca, als er einen Schlaganfall bekam und daraufhin zurück nach Deutschland musste. Der Anruf kam von der Pflegedienstleitung des betreuten Wohnens. Ich höre, dass er schwer depressiv sei und kaum esse. Er hat einen sehr niedrigen Blutdruck. Manchmal ist der Blutdruck etwas höher und dann steht er morgens auf, läuft herum und spricht mit den Betreuern. Doch viele Tage verbringt er schlafend im Bett. Er fasst die weiblichen Mitarbeiterinnen an, wenn sie ihn pflegen oder Blutdruck messen, und sucht ihre körperliche Nähe. Er hat Nagelpilz an Füßen und Händen, lässt sich nur manchmal mit speziellem Nagellack behandeln. Die Pflege-WG befindet sich in Berlin Schöneberg, in zwei Altbauwohnungen, die zusammengelegt sind. Hohe Decken und schöne Dielen. Man kommt rein und steht gleich in der Küche. Eine nette Mitarbeiterin namens Evie empfängt mich. Jung, freundlich und offen für mich als ältere Frau, die etwas macht, was für sie wahrscheinlich schwer verständlich ist. Sie bringt mich ins Zimmer von Jules. Es ist groß, voller Wandmöbel und einem Foto von John Lennon, dazu noch ein paar wenige

BEISPIEL

Sachen persönlicher Natur. Jules liegt auf dem Rücken im Bett, zugedeckt, winzig. Sein Gesicht wirkt gewachst. Die Augen sind geschlossen und der Mund leicht geöffnet. Ich gehe näher heran und lege vorsichtig meinen Handrücken auf seine Wange. Ich merke, dass es mich nicht überraschen würde, wenn es kalt wäre. Etwas längeres, graues Haar hat er und einen Oberlippenbart, nicht rasiert. Um den Mund ist trockene, schilferige Haut. Ich ziehe mich in Ruhe aus und ziehe ein weites, bequemes T-Shirt an. Hin und wieder schaue ich zu ihm. Es gibt keine Reaktion. Ist er wach und hält weiter die Augen geschlossen? Schläft er? Was mache ich, wenn er die ganze Stunde schläft? Wenn er nicht gestört werden will? Dann lege ich mich neben ihn. Er hat ein weißes Hemd an und eine gestreifte Pyjamahose. Seine rechte Hand liegt auf seinem Bauch. Ich lege meine Hand auf seine knochige Brust. Er wacht mit einem Seufzer auf. Seine Augen bleiben geschlossen. Ich erzähle ihm, dass ich sozusagen beruflich da bin und dass mein Beruf Sexualassistentin genannt wird. Ich erkläre ihm, was das ist, und dass es verschiedene Möglichkeiten und Unmöglichkeiten gibt. Möglich: Ich kann ihn massieren und wir können uns berühren und streicheln. Unmöglich: Küsse und Geschlechtsverkehr. Auch kann er mich nicht mit seiner Hand im Genitalbereich berühren, weil er einen Nagelpilz hat. Weiß er, dass er einen Nagelpilz hat? Er schüttelt seinen Kopf. Ich habe entschieden, keine Handschuhe zu tragen, weil sich das unangenehm anfühlt. Die Hände bekommen keine Luft. Ich kann damit nicht berühren. Er fängt an meinen Busen zu streicheln, erst über dem T-Shirt, später auch darunter. Sanft forscht seine Hand weiter, Hals, Gesicht, Haare, Bauch, Beine. Er hat schöne feingliedrige Hände. Als er mit seiner Hand in meine Unterhose will, sage ich, dass ich das nicht möchte. Seine Augen sind weiterhin geschlossen. Ich streichele seine Arme, seinen Bauch, seine Brust und auch die Beine und der Genitalbereich werden unter der Pyjamahose mit sanfter Hand miteinbezogen. Es ist wie ein langsamer, entspannter Tanz. Nicht grapschig oder stimulieren wollend, nicht ausgedacht. Unsere Bewegungen wiederholen sich, ohne mechanisch oder automatisch zu werden. Ich summe ein wenig dazu, es hilft mir im Einklang zu bleiben mit mir und der Situation. Manchmal rede ich auch ein wenig. Er sagt nichts, hat die Augen geschlossen, ist aber deutlich präsent dabei. So liegen wir ungefähr vierzig Minuten beisammen. Dann sage ich, dass ich wieder gehen werde, und versuche seine Reaktion einzuschätzen. Er lässt prompt los und bleibt in der Haltung liegen. Ich gehe ins Bad und dusche schnell mit desinfizierender Seife. Schaue, wie meine Haare sitzen und reibe etwas ausgelaufene Wimperntusche weg. Als ich ins Zimmer zurückkomme, ist er nicht mehr auf dem Bett. Ich

BEISPIEL

ziehe mich wieder an. Da kommt er herein und ich kann das erste Mal seinen Augen sehen. Ich bin freudig überrascht, er ist mir sofort sympathisch. Er hat etwas Schmunzelndes, Clownhaftes, wie ein zerstreuter Professor. Er legt sich auf die Seite – mir zugewandt – auf das Bett. Ich gehe in die Hocke, näher an ihn heran und sage: „Du hast einen wunderbaren Blick und schöne Augen." Er schaut ein wenig wie ein Kind, verlegen, schmunzelnd und verwundert. Dann nehme ich meine Sachen, verabschiede mich und gehe. Im Flur steht eine Mitarbeiterin. Sie ist älter und hat einen russischen Akzent. Sie hat eine Bewohnerin an der Hand, die offensichtlich gerade dabei ist, dement zu werden. Sie schaut, ohne wirklich zu begreifen, scheint aber mitzubekommen, was um sie herum los ist, und wirkt gutmütig, ohne Angst. Ich nehme kurz ihre Hand und stelle mich vor. Sie nickt mir zu. Die Mitarbeiterin erzählt, dass Jules sie bei der Pflege am Bein anfasst und sie scherzhaft zu ihm gesagt hat: „Sie wollen wohl, dass ich mich zu Ihnen lege?" Da hat er genickt. Wir lachen zusammen und ich sage, dass ich vermute, dass er damit nicht aufhören wird. Er hat nun mal anscheinend ein großes Bedürfnis nach Körperkontakt. Wir sind beide der Meinung, dass er zärtlich ist, und sie meint auch noch, er wäre hochintelligent. Wir gehen zu dritt in die Küche, um einen neuen Termin zu machen.

BEISPIEL

Die Begegnung von Ulf mit Frau L.: Die Pflegedienstleitung nimmt Kontakt mit der Hamburger Empfehlungsagentur Nessita auf. Frau L. (72 Jahre) sucht immer wieder Nähe beim männlichen Personal. Sie fasst die Pfleger öfters an und versucht sie zu überreden, sich mit ihr zusammen ins Bett zu legen.

Ich mache einen Termin aus. An diesem Tag wird Frau L. informiert, dass Ulf zu Besuch kommt. Ich treffe gegen Mittag ein, eine Pflegerin begrüßt mich freundlich. Frau L. sitzt auf dem Bett. Ich begrüße sie. Sie lächelt und sagt nicht viel. Die Pflegerin zieht ihre Jacke an und verlässt (wie vereinbart) für eine Stunde die Wohnung. Ich setze mich neben Frau L. Sie nimmt meine Hand. „Die ist aber warm", sagt sie. „Und jetzt?" Ich erzähle ihr, wer ich bin, was ich anbiete und was nicht. Sie hört sich meine Worte an. Ich bin nicht sicher, ob sie wirklich alles versteht. Sie ist die ganze Zeit am Lächeln. Dann legt sie sich aufs Bett. Sie tippt mit einer Hand darauf und sagt: „Komm hierhin." Ich lege mich neben sie, wir halten uns die Hände eine Zeit. Dann richtet sie sich plötzlich auf, steht auf und zieht sich aus, ich stehe auch auf. „Zieh dich aus", sagt sie und das tue ich. Sie legt sich währenddessen auf das Bett. Ich biete ihr an, sie zu massieren, sie nickt und lächelt dabei. Ich nehme etwas Öl (sie hat keine Hautunverträglichkeit, da habe ich mich vorher informiert) und beginne mit der Massage. Es geht Ihr nicht schnell genug.

Sie nimmt meine Hand zwischen ihre Beine. „Bitte dort", sagt sie und schaut mich mit großen Augen an. Wieder lächelt sie. Ich nehme noch etwas Öl und massiere sie langsam zwischen ihren Beinen. Sie fasst mir immer wieder an die Beine und streicht an ihnen entlang. Dann schaut sie auf mein Glied und berührt es. „Hier rein", sagt sie und deutet mit der Hand zwischen ihren Beine. Ich sage Ihr, dass ich das nicht tun werde. Sie schaut einen Moment traurig. Ich hole einen Dildo aus der Tasche, gebe etwas Öl auf ihn und berühre sie damit. Erst den Bauch, dann nimmt sie den Dildo und meine Hand und führt mich zu ihrer Vagina. Sie dringt eine paarmal mit dem Dildo in sich ein. Dann lässt sie meine Hand los und schaut mich mit großen Augen an. Ich bewege daraufhin langsam und vorsichtig den Dildo in ihr. „Ja", sagt sie, immer wieder „ja". Dann atmet sie ganz schnell und sackt ganz plötzlich auf dem Bett zusammen. „Pause", sagt sie. Ganz langsam lass ich den Dildo aus ihr herausgleiten. Ihr Atem wird langsamer, ich decke sie mit der Bettdecke behutsam zu und ziehe mich langsam an. Gehe ins Bad. Wasche mich. Den Dildo. Ich komme zurück in das Zimmer und sehe, dass Frau L. eingeschlafen ist. Ich warte noch ein wenig, und kurz bevor die Stunde um ist, verlasse ich die Wohnung. Ich bin sehr froh über den Verlauf meines Besuches.

Beim zweiten Besuch, zwei Monate später, verlief es leider nicht so gut. Ein Pfleger öffnete mir die Tür. Er wirkte verunsichert und verlegen. Bevor er die Wohnung verließ, sagte er zu Frau L.: „Sie brauchen nichts zu tun, was Sie nicht wollen, Frau L.!" und ging. Frau L. ist nicht über mein Kommen unterrichtet worden. Sie wirkt verunsichert. Ich brauche eine Weile, bis sie versteht, warum ich bei ihr bin.

Dann entspannt sie sich zunehmend. Sie legt sich dann wieder auf das Bett und der Verlauf ähnelt dem ersten Besuch. Diesmal schläft sie nicht ein.

Als wir beide wieder angezogen sind, besteht sie darauf, dass ich gehe.

Wir beschreiben diese Begegnungen, weil es uns wichtig scheint, einen Einblick zu geben. In der Praxis erleben wir häufig Angst und Unsicherheit der Pflegenden und immer wieder die Frage: Was passiert denn da hinter geschlossenen Türen?

TIPP

Unabhängig von der Art der Gedanken und Gefühle, welche diese Beschreibung von sexualisierten Begegnungen während des Lesens bei Ihnen auslöst, fragen Sie sich bewusst nach der dahinter verborgenen eigenen Haltung!

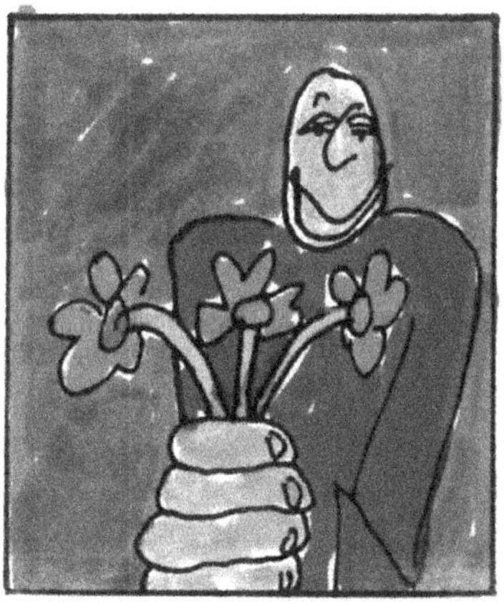

Das ist der erste Schritt ins eigene Bewusstsein und ein weiterer in die Wertfreiheit. Alles kann und nichts muss! Doch damit diese Arbeit gelingt, haben sich Männer und Frauen, die die Tätigkeit ausführen, folgende Regeln aufgestellt, die auch für Pflegende sinnhaft und folgerichtig im Umgang mit sexualisiertem Verhalten sind.

Grundregeln für Sexualassistenten (von Nina de Vries):

- Erwarte keine Dankbarkeit. Sei dankbar.
- Kenne deine Grenzen und sei ihnen treu.
- Kommuniziere deine Grenzen klar.
- Sei ehrlich zu dir selbst (nicht nur) diesbezüglich.
- „Fehler" gehören dazu und sind willkommen. Lerne aus ihnen und korrigiere sie.
- Du bist kein Opfer, auch die Menschen, mit denen du arbeitest, sind keine Opfer.
- Du bist kein Anwalt, du bist Mitmensch. Respektiere grundsätzlich Verhaltensweisen anderer, denen du in der Arbeit begegnest. Sie haben Gründe dafür, die du nicht kennst.
- Konfrontiere Menschen auf eine freundliche Art und Weise, wenn du ihre Verhaltensweisen nicht magst und/oder nicht akzeptieren kannst.
- Kein Mitleid. Empathie als Mitgefühl ist angebracht.

4 Pflege, Betreuung und Behandlung

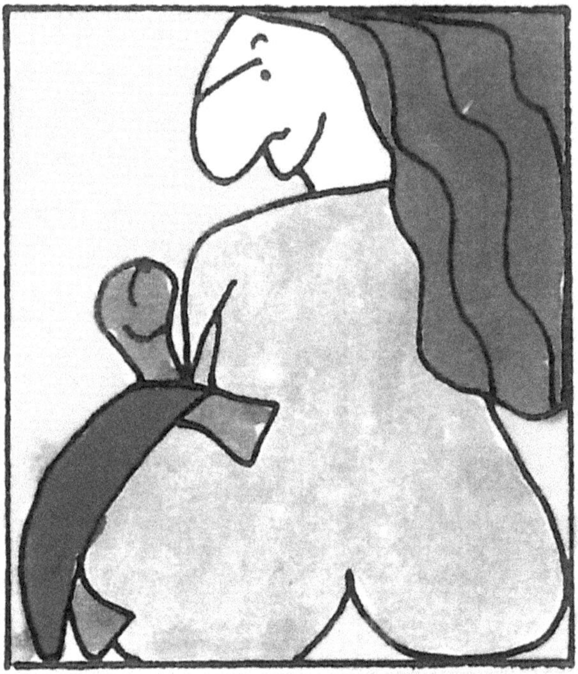

Nur nicht intim werden!

Die Motivation, den Beruf der Altenpflegerin zu erlernen, ist von unterschiedlichsten Beweggründen geprägt. Die Arbeit mit Menschen ist sinnvoll und erfüllend. Sie zu begleiten, pflegerisches und medizinisches Wissen anwenden zu können, gepaart mit Teamwork und Spaß an der Arbeit, macht die Tätigkeit sehr vielseitig und abwechslungsreich. Die Aufgabe ist es, Krankheit zu verhüten, Leiden zu lindern und Gesundheit zu fördern. Streicheleinheiten oder Zärtlichkeiten, wie das Schmusen und miteinander Kuscheln, lindert das Leid und hebt die Stimmung. Die Sehnsucht nach Zuwendung beginnt im Gespräch und reicht bis zur Berührung. Die Einsamkeit macht empfänglich und die Bedürftigkeit wird vielleicht missverständlich gedeutet. Das dafür notwendige Fachwissen gilt es ständig zu aktualisieren. Zusätzlich muss man sich mit Grenzsituationen auseinandersetzen und sich bewusst auf zwischenmenschliche Beziehungen einlassen können. „Belästigt wird, wer sich belästigt fühlt" ist die einzige Regel, die es zu beachten und zu respektieren gilt: Diese Grenze ist sowohl bei sich als auch beim Bewohner zu spüren und zu erkennen. Wie geht es mir, wenn mich der Bewohner „Busenwunder" oder „Schlampe" nennt oder wie geht es dem Bewohner mit dem ungefragten Küsschen auf die Wange? Nur Selbstanalyse und Pflege der eigenen Kräfte führt zu einer höheren Frustrationstoleranz. Denn die sich ständig ändernden Rahmenbedingungen und schwindende finanzielle Ressourcen erfordern viel Innovation und Kreativität: Ablenkung, Schlagfertigkeit und Humor können meist nur gelingen, wenn sich Grenzüberschreitungen noch nicht manifestiert haben und das Team noch keine „Front" gegenüber dem Bewohner aufgebaut hat. Mut zum personenzentrierten Gespräch – gern auch mit Angehörigen, um über den Menschen, der sich „wider" der Norm unzüchtig oder würdeverletzend verhält, mehr zu erfahren. Ist ihm vielleicht einmal Ähnliches widerfahren? Was veranlasst ihn zu diesem Verhalten? Vielleicht wurde ja auch bei ihm die Erwartung geschürt, dass er bei Heimeinzug das „Rundum-sicher-sorglos-Paket" bekommt. Ein Gefühl zu bekommen, was mein (evtl. kognitiv eingeschränktes) Gegenüber beschäftigt, kann trennende zu verbindender Kommunikation machen:

BEISPIEL

„Wasch' mich doch untenrum mal ein bisschen fester und länger..."
„Herr Meyer, das höre ich von Ihnen nicht zum ersten Mal – wir haben bereits gemeinsam darüber gelacht, ich habe erwähnt, dass Sie damit meine Grenze verletzen und ich habe mich auch schon darüber geärgert, weil Ihre Blicke mich in Bedrängnis bringen. Helfen Sie mir, wie wollen wir das Thema Intimhygiene in der Zukunft angehen? Möchten Sie mal mit einem Kollegen über das Thema Sexualität sprechen?"

Während ein gesetzlich bestellter Betreuer in der Regel die Gesundheits- und / oder Finanzfürsorge außerhalb der Institution übernimmt, sind Pflegende rund um die Uhr mit den zu pflegenden Menschen in Kontakt. Verständnis, Trost und liebevolle Unterstützung sind ständig gefordert. Auch die behandelnden Ärzte sind nur sporadisch vor Ort und somit auf einen guten Informationsfluss angewiesen.

> **!** Hier sei darauf hingewiesen, dass Ärzte zwar in der Therapieverantwortung sind, doch Pflegekräfte eine Hinweispflicht haben.

Auch wenn sich Patienten dem Hausarzt vertrauensvoll öffnen, werden alterstypische Phänomene, wie schwindendes Erektionsvermögen oder Scheidentrockenheit meist nicht therapiert, sondern ärztlicherseits hingenommen, obwohl der Patient vielleicht einen hohen Leidensdruck äußert.

Bei herausforderndem Verhalten von Menschen mit Demenz (unerwünschte, also übergriffige sexuelle Verhaltensweisen und Grenzüberschreitungen wie Enthemmungsphänomene bei Frontalhirnläsionen) kommt es oftmals zum Einsatz von Medikamenten. Die Hinweispflicht der Pflegekraft an den Arzt betrifft dann allen voran die Wirkung und Verträglichkeit von Medikamenten, die zum Einsatz kommen. Wirkstoffgruppen:

- Antipsychotika / Neuroleptika (wie Melperon oder Haloperidol)
- Hypnotika / Sedativa (wie Distraneurin oder Atosil)
- Antidepressiva (wie Citalopram oder Sertralin)
- Anxiolytika (wie Tavor, Diazepam oder Bromazepam)

Nachweislich ist der Einsatz von beruhigenden oder angstlösenden Mitteln bei herausforderndem Verhalten viel zu häufig weder sinnvoll noch angezeigt. Eine bundesweite Befragung von Pflegefachkräften zu herausforderndem Verhalten bei Demenz hat das wissenschaftliche Institut der AOK (WIdO) im Pflege-Report vom März 2017 wie folgt zusammengefasst:

Herausforderndes Verhalten bei Demenz: Die Sicht der Pflege (Schwinger et al. 2017, 131)

„Demenziell Erkrankte zeigen häufig psychische und Verhaltenssymptome, die auch als ‚herausforderndes Verhalten' bezeichnet werden. Begegnet werden kann diesen Symptomen mit nichtmedikamentösen Ansätzen oder mit Psychopharmaka, wobei Letztere insbesondere bei leichten bis mittelschweren Symptomen nicht die erste Therapiewahl sein sollten. Für Pflegekräfte gehört der Umgang mit herausforderndem Verhalten bei Demenz zum Arbeitsalltag. Im Rahmen einer Befragung wurden Pflegefachkräfte über Verbreitung und Einstellungen zu nichtmedikamentösen und medikamentösen Ansätzen befragt. Im Ergebnis zeigt sich, dass nichtmedikamentöse Interventionen im Arbeitsalltag zu einer breiten Anwendung kommen, der Umfang des Einsatzes von Psychopharmaka aber trotz hoher beobachteter Verordnungsraten eher unkritisch gesehen wird."

Ein Ruhigstellen mag für einen gewissen Zeitraum das Personal und die Einrichtung entlasten, sollte jedoch im Sinne der Selbstbestimmung nach Möglichkeit stets die zweite Wahl sein. Es gibt immer einen bunten Strauß voller Strategien, um einen Zugang zum Bewohner zu finden: Reagiert der Eine auf Humor, ist es beim Anderen vielleicht ein Ablenkmanöver oder eine andere, für ihn sinnstiftende Aufgabe. Um neue oder andere Strategien entwickeln zu können, ist vorerst Abstand zur grenzverletzenden Situation nötig:

a. Ich erkundige mich bei Kollegen, wie diese mit ähnlichen Situationen umgehen.
b. Ich frage die Wohnbereichsleitung, ob ich von der Versorgung entbunden werden kann.
c. Ich verhalte mich NICHT wie bisher, sondern „überrasche" mit einer untypischen Reaktion.
d. Ich bitte um ein gemeinsames terminiertes Gespräch mit Angehörigen.
e. Ich sage: „Ich fühle mich gerade mit Ihnen allein nicht wohl und möchte eine Kollegin dazu rufen."
f. Ich frage: „Was veranlasst Sie zu diesem Verhalten/dieser Aussage? Habe ich vielleicht ein falsches Signal gegeben?"

Wenn das Bewusstsein dafür geschaffen wird, können neue Wege in der Pflegewelt eingeschlagen werden.

Eine Kostenübernahme für unterstützende Maßnahmen im Bereich der Sexualität (z. B. Sexualassistenz) durch die gesetzlichen Kranken- und Pflegekassen wurde bisher weder in Deutschland, noch in Österreich und der Schweiz diskutiert.

Pflege ist nicht gleich Betreuung und Behandlung nicht gleich Pflege. So werden Pflege- und Betreuungsleistungen von der Pflegekasse (SGB XI und XII) finanziert und die Behandlungspflegekosten (SGB V) von den Krankenkassen übernommen. Lediglich die Kosten für eine Sexualtherapie durch einen Arzt oder Psychotherapeuten können unter Umständen nach Antragstellung und individuell übernommen werden. Im Januar 2017 wurde eine deutsche Grünenpolitikerin von der Presse zerrissen, als sie andeutete, dass sie die (Mit-)Finanzierung von Sexualassistenz in Senioren- und Behinderteneinrichtungen für möglich halte.

Stehen keine finanziellen Mittel (zur Unterstützung in Form von Heften, Filmen, Hilfsmitteln oder aktiver Sexualassistenz) zur Verfügung, kann und soll dies dokumentiert werden, um den Bedarf darzustellen und den medizinischen Dienst informieren zu können.

Professionelle Pflege beinhaltet ebenso die Verlaufsdokumentation, auch in Bezug auf Sexualität. Bisher wird meist noch nach den gängigen Pflegemodellen dokumentiert:

- Aktivitäten, sozialen Beziehungen und existenziellen Erfahrungen des Lebens (ABEDL, Krohwinkel 2013)
- Aktivitäten des täglichen Lebens (ATL, Juchli 1983)
- Psychobiographisches Pflegemodell (Böhm 2009)
- Theorie der Selbstpflege (Orem 1971)

Da die Theorie nach Krohwinkel die gängigste ist, beziehen sich die nachfolgenden Beispiele auf ihr Modell. Dort findet sich die ABEDL 13 („sich als Mann oder Frau fühlen und verhalten") zur Berücksichtigung adäquat geäußerter sexueller Bedürfnisse oder auch auffälliger Verhaltensweisen. Dass in diesem Lebensbereich Probleme und Ressourcen erkannt, formuliert und individuell handlungsweisende Maßnahmen zur sexuellen Bedürfnisbefriedigung eingeleitet werden, ist noch ungewohnt und selten anzutreffen. Leider fällt die weitestgehend objektive Formulierung und Dokumentation eher schwer. Aufgrund der direkt nach dem Einzug noch fehlenden „Intimität", kann die Biografiearbeit erst nach einiger Zeit erfolgen. Und auch dann braucht es großes Vertrauen zu Bewohnern und/oder Angehörigen, um diesbezügliche Wünsche und Bedürfnisse in Erfahrung zu bringen. Ärzte und gesetzliche Betreuer haben es da oft noch schwerer. Die Sprachlosigkeit entsteht durch die Einstufung des Klienten/Bewohners oder Patienten als „geschlechtsloses Wesen“, auch wenn diese Einschätzung den Schutz der eigenen Grenzen gewährleistet. Doch was, wenn der Bewohner seine Wünsche adäquat und angemessen äußert? Vielleicht fühlt er sich schuldig oder schämt sich für die eigenen Bedürfnisse. Das offene Gespräch ist eine Möglichkeit, ihm Unterstützung anzubieten. Das gelingt jedoch nur, wenn auch die Pflegekraft sich der eigenen Voreingenommenheit bewusst ist und damit umgehen kann. Bestenfalls zeigt sich die Einrichtungsleitung offen für dieses Thema.

Ein Fragebogen (Anhang) zur eigenen Reflexion und Selbsteinschätzung bezüglich des Themas „Sexualität in der Pflege“ kann anonym und auch in Ruhe und zu Hause von den Mitarbeitern bearbeitet werden.

Im Anschluss bietet sich, falls von den Mitarbeitern gewünscht, die Erarbeitung einer internen Verfahrensanweisung zur Information, Mitarbeiterschulung, professionellen Gesprächsführung und Aufklärung an, die in den Pflegealltag implementiert wird. Dem nachgeordnet kann auch eine Bewohnerbefragung durchgeführt werden. Die freiwillige Teilnahme vorausgesetzt, kann diese Standortbestimmung ein weiteres Instrument der internen Bedarfsermittlung sein. Das gilt ebenso für das Thema Resilienz. Seelische Widerstandskraft verhilft zu Sicherheit und befreit von Schuldgefühlen. Die Pflegekraft sieht sich nicht als Opfer und kann somit professionell reagieren. Demütigung und Entwürdigung im sexuellen Kontext bedeutet Missachtung und Entrechtung meiner Person. Durch Benennung und Positionierung wird das Bewusstsein für den Missbrauch gestärkt. Ohne meine Machtposition als Pflegende auszunutzen, kann ich mich durch eigene Abgrenzung (ich nehme den Übergriff *nicht* persönlich, bin *nicht* schuldig und mache klare Ansagen, was ich *nicht* will) schützen. So sorge ich für die eigene Seele und für mich. Mein eigenes Leben verstehen lernen bedeutet, die persönlichen Entwicklungsfelder zu kennen. Durch eine Bestandsaufnahme zu den nachfolgenden Themen eins bis sieben kann ich eigene Ressourcen privat und beruflich als Ziel begreifen und für mich nutzen:

1. Persönlichkeit und Sinnfindung
2. Soziales Umfeld und Familie
3. Beruf
4. Berufliche Zufriedenheit
5. Körperlichkeit
6. Persönliche Stressoren
7. Zeit

Wer bin ich, was kann ich besonders gut, welche Ziele habe ich, welche Rollen nehme ich ein und wo liegen meine Prioritäten? Was hält mich von meinem Weg ab? Kenne ich mich, kann ich meine Gefühle und Handlungen einschätzen und begründen.

In scheinbar ausweglosen Situationen eine Bestandsaufnahme der Situation zu machen und herauszufinden, welche Handlungsmöglichkeiten ich habe. Mich darauf zu konzentrieren, was ich selbst verändern kann, die Initiative zu ergreifen und mich nicht vom IST-Zustand lähmen zu lassen, kann eine große Hilfe sein.

Bei Resilienzförderung geht es vor allem darum, die mentale Gesundheit und das psychische Wohlbefinden von Menschen oder auch Gruppen zu stärken, was auch trainiert werden kann.

Was bedeutet Resilienztraining?

Um die psychische Widerstandsfähigkeit des Einzelnen zu stärken, ist ein Resilienzkonzept für Institution, Mitarbeiter und Bewohner gleichermaßen als ein attraktiver Ansatz für Veränderung der Haltung zu den außer Frage großen psychischen Belastungen zu sehen. Es kann einen positiven Ausblick bieten, nämlich, dass aus vermeintlichem Unglück wie Personalmangel, Überlastung oder – in diesem Fall für den Bewohner – Heimaufnahme potenziell auch Positives resultieren kann. Grundsätzlich hat jeder die Möglichkeit, selber Einfluss darauf zu nehmen, wie erfüllt und zufrieden das eigene Leben geführt werden kann, wie auch immer die Umstände sein mögen. Diese Fähigkeit ist erlernbar.

Dabei sollte der Schwerpunkt nicht ausschließlich auf der Förderung des Einzelnen und seinen Fähigkeiten liegen, sondern auch den integrativen, gesamtorganisatorischen Ansatz als Prävention verfolgen. Das Wertesystem innerhalb des Teams, die Loyalität, der Humor, die gegenseitige Rücksichtnahme und das Gespräch sind essenziell, um den Belastungen des Alltags standzuhalten. Normalerweise zeigen Mitarbeitende aufgrund des eigenen professionellen Anspruchs ihre Gefühle und Emotionen nicht vor den Bewohnern. Das führt dazu, dass sie sich auf Dauer entweder emotional verschließen und resignieren oder aber Situationen, in denen sie verärgert waren, lange Zeit nicht loslassen können. Mitarbeiter, aber auch Bewohner gehen offensichtlich nicht selten passiv und wenig selbstbewusst mit Aggressionen und Konflikten um. Strategien im Umgang damit können daher wie folgt aussehen:

TIPP

Es gibt (k)einen Weg – nur gehen!

- Meine eigene Entscheidungsbiografie ansehen – wie bin ich bisher mit den Erschwernissen umgegangen?
  - „Ich brauche meist lange Zeit für eine Entscheidungsfindung, bin kaum spontan."
- Ressourcen – wo tanke ich Kraft, was baut mich auf?
  - „Ich habe eine tolle Familie und liebe die Spaziergänge mit meinem Hund."
- Hindernisse – was hält mich davon ab, gut für mich zu sorgen?
  - „Meist mochte ich es allen recht machen und habe Angst vor Zurückweisung, doch dann bleibt kaum Zeit für mich."
- Konsequenzen („eat the frog" bedeutet hier: Ich kann nicht alles haben / allem gerecht werden und eine Kröte muss geschluckt werden) – was wäre, wenn ich für mich sorgen würde?
  - „Es wäre schön, wenn ich nicht täglich kochen müsste."

Denn wenn Risiken und Nutzen des eigenen Verhaltens erkannt werden, bekommen wir einen anderen Blickwinkel mit Ausblick:

TIPP

- Was motiviert mich, in einem helfenden Beruf tätig zu sein (1. von innen – unabhängig von äußeren Einflüssen und 2. von außen – Gehalt, Wertschätzung durch Kollegen usw.)?
- Wer bewertet mich wie und was macht eine positive oder negative Bewertung anderer mit mir?
- Wer unterstützt mich und was kann durch eine andere, neue Sicht auf das Geschehen passieren? Was ist dann möglich?

In Zusammenarbeit mit einem externen Coach können durch unterschiedliche Methoden die höchst eigenen Antworten gefunden werden.

Sowohl Mitarbeiter als auch Bewohner fühlen sich in ihrer Arbeit oder in ihrer Erwartungshaltung bei Heimeinzug durch das eigene, oft negative Selbstbild nicht anerkannt oder wertgeschätzt.

Die Pflegenden haben das Gefühl, unten in der Unternehmenshierarchie zu stehen und sind den Aggressionen von Bewohnern oder Angehörigen ausgesetzt. Selbstwertstärkung durch Erlernen von selbstbewusstem Verhalten anstelle von emotionalen, spontanen und ggf. auch aggressiven Reaktionen kann Veränderung bewirken. Oft haben Pflegende nicht den Mut, die kritische Situation zu verlassen – schließlich gibt es einen Pflegeauftrag. Mit diesem Verständnis vergisst der Helfende sich, um dem Hilfebedürftigen gerecht zu werden. „Ich kann ihn nicht da so liegen lassen." Doch! Denn dieses „Aushalten" ist gefährlich, da ich der Grenzverletzung nicht selbstfürsorglich entgegentrete.

Selbstwertstärkung durch „Nein"-Sagen mit System:

- Höflich, aber bestimmt „Nein" zu sagen bedeutet Zeit und Muße für das Wesentliche gewinnen. Andere wissen dann, woran sie sind, und ich lasse mich weniger manipulieren.
- Das terminierte „Ja": gerne später ... vielleicht um 15.00 Uhr?", „Ja, aber wenn ich dir helfe, kannst du mir ...?"
- Priorisieren: „Ich kann es machen, nachdem ich meine wichtige Aufgabe erledigt habe."
- Hinterfragen: „Warum?" „Mit welchem Ziel?"

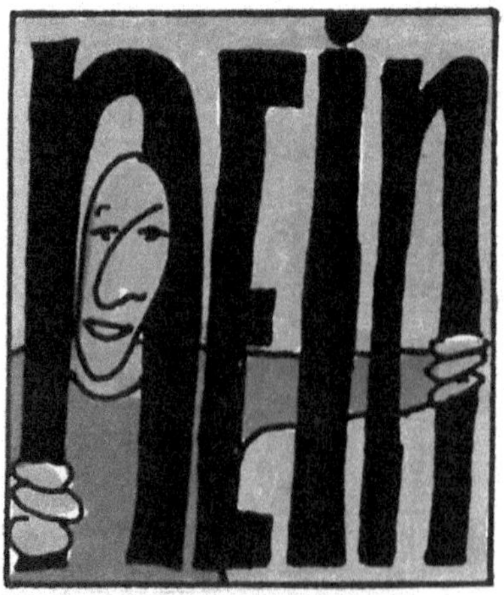

Übung zum Verinnerlichen – die Angst vor dem „Nein“:

- Ich sage nicht Ja, wenn ich Nein fühle und denke.
- Es gibt eine klare Grenze zwischen mir und euch. Sie ist hier: „Nein!“
- Mein Nein ist ein Nein und kein Jein.
- Ich treffe nur Vereinbarungen, die ich einhalten will und kann.
- Ich bin für niemanden eine Hilfe, wenn ich mich selbst verausgabe.
- Ich entscheide für mich und bin gerne bereit, die Konsequenzen zu tragen.
- Es ist mein Leben und meine Lebenszeit und nicht eure.

Vermittlung von selbstbewusstem, aber dennoch empathischem und respektvollem Umgang mit sich selbst und anderen unterstützt dabei, bewusst Abstand zu emotional schwierigen Situationen zu bekommen. Denn in unserer komplexen Arbeits- und Lebenswelt ist es wichtig zu akzeptieren und zu realisieren, dass wir nicht mehr alles zu 100% erledigen können – eine Sache der Haltung, welche allerdings auch vonseiten der Institutionsleitung Maßnahmen einfordert. Werden die Stressoren der Mitarbeiter erkannt und wahrgenommen? Wird die geleistete Arbeit wertgeschätzt und gerecht verteilt? Dazu gehört eine zukunftsorientierte und bedarfsgerechte Personalplanung, um dem Team, bestehend aus Leiter/Moderator, Leistungsträgern mit Fachkompetenz, aber auch Mitläufern und Außenseitern, unterstützend zur Seite stehen zu können. Denn auch organisatorische Umstände führen für Bewohner und Mitarbeiter eine psychische Belastung herbei. Das gute Zeitmanagement durch konkrete Zeitplanung, Aufgabenverteilung, Prioritätensetzung, Planungshoheit und „Nein-sagen-können“, kann dem dauerhaften Zeitmangel Einhalt gebieten. Empfindet der Bewohner Langeweile und Vereinsamung innerhalb der Einrichtung, fürchten Pflegende im Gegensatz dazu, den eigentlichen Bedürfnissen ihrer Schützlinge dauerhaft nicht gerecht zu werden.

Eine ausschließlich auf die persönliche Resilienz von Bewohnern oder einzelnen Mitarbeitern zielende Intervention wäre allerdings nicht ausreichend unterstützend. Unterschiedliche, meist auf allen Seiten übersteigerte Erwartungshaltung führt zu zwischenmenschlichen Konflikten, welche nicht ausschließlich vom Individuum gelöst werden können. Eine Anpassung der Erwartung an die institutionelle Realität – durch beispielsweise sensible Öffentlichkeitsarbeit – wäre daher eine möglicherweise kluge Vorgehensweise, um das Konfliktpotenzial zwischen Bewohnern und Mitarbeitenden zu reduzieren. Auch die Leitung kann Stellung nehmen. Denn auch professionell Pflegende spüren Wut, Ekel und Scham.

TIPP

Fürsorge, Verständnis und Empathie für das Personal könnte in einem Leitbild (Kap. 5) wie folgt benannt werden, um sich schützend vor die Mitarbeiter zu stellen: „Auch bei unseren Mitarbeitern kommt es in manchen Situationen zu Trauer und Hilflosigkeit durch fehlende Wertschätzung in sozialen Beziehungen oder durch Konfliktsituationen mit aggressiven Potenzial. In Supervisionen werden Grenzverletzungen aufgearbeitet und ggf. im Anschluss mit Bewohnern und Angehörigen anlassbezogen erörtert."

Gemeint ist ein klares Bekenntnis dazu, dass das Personal, sowie die Bewohner ein Recht auf respektvolle Behandlung haben und Aggression gegen Angestellte (verbal oder tätlich) nicht toleriert wird. So könnte dem Personal das Gefühl vermittelt werden, mehr Unterstützung zu erhalten. Auch wenn – oder gerade weil – aggressives Verhalten oft Teil psychischer Erkrankungen bzw. Teil des Umgangs mit psychischem Stress ist.

4.1 Pflege der Pflegenden

Wir alle reagieren aufgrund gewohnter Muster und brauchen daher vor allem eine Motivation für Veränderung. Erst dann können wir aktiv auf diese ausbaufähige Widerstandsfähigkeit vor dem Hintergrund der positiven Psychologie zurückgreifen. Den Blick auf positive Aspekte des Geschehenen zu richten, kann trainiert werden. Ich sage zum Beispiel nicht: „Wenn man vom Teufel spricht…", sondern: „Wenn man von der Sonne spricht, dann lacht sie." Oder: „Ist die eine Tür verschlossen, öffnet sich eine andere". Der Blick richtet sich stets auf das, was gut läuft, funktioniert und zufrieden macht. Das bedeutet nicht, einen Übergriff herunterzuspielen – und doch kann vielleicht die eigene Reaktion auch positiv analysiert werden und somit den Selbstwert der Pflegekraft stärken.

TIPP

Selbstreflexion: Wie bin ich und wie will ich sein?

- Selbstbeobachtung: Wie nehme ich einen psychischen/physischen Übergriff wahr?
- Woran merken Sie als Erstes, dass Sie das belastet?
- In welchen Situationen merken Sie insgesamt, dass diese Sie belasten?

TIPP

- Wer außer Ihnen merkt noch, dass ein psychischer/physischer Übergriff Sie belastet?
- Welche Folgen hat die Belastung durch einen psychischen/physischen Übergriff für Sie?
- Denken Sie an drei psychische/physische Übergriffe, die bei Ihnen Stress auslös(t)en, und beantworten Sie für jede Situation die folgenden Fragen:
  - Was bewerten Sie an dieser Situation negativ? Wenn Sie die Situation nur wahrnehmen und nicht bewerten, wie sehen Sie die Situation dann? Welche Folgen hat der Unterschied in der Betrachtungsweise?
  - Wie reagieren Sie?
- Sie betreuen Herrn X schon seit geraumer Zeit. Auch den Kolleginnen fällt auf, dass Herr X in der Versorgung sehr schwierig ist. Sie haben Mühe, seine Hände rechtzeitig abzuwehren, wenn er bei der Grundpflege versucht, nach ihren Brüsten zu greifen. Auf der Station sind alle schwer beschäftigt und eine Unterstützung ist nicht zu erwarten. Zur Übergabe erwähnen Sie kurz das Vorkommnis, die Wohnbereichsleitung kommentiert: „Was ist denn daran nun so schlimm?“, und blickt fragend in die Runde. Darauf der männliche Kollege: „Na, super! Wenn das hier die einzige Sorge ist ...“. Wie fühlen Sie sich?

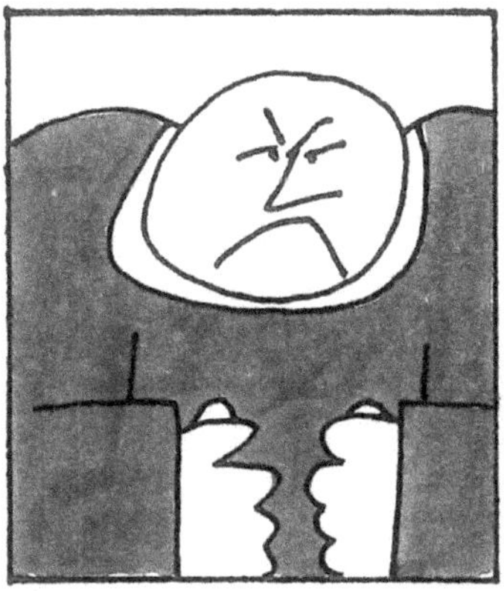

  - Optimistisch: Immerhin habe ich mich mitgeteilt.
  - Externe Zuschreibung: Die Kollegen haben einen schlechten Tag.
  - Interne Zuschreibung: Die Kollegen verstehen mich nicht.
  - Pessimistisch: Sie beziehen das Geschehen auf sich, Tränen fließen und Sie haben den Eindruck, dass Sie mit dieser Situation nicht zurechtkommen werden.
- Hilfreich ist dann ein aktiver Umgang mit negativen Einstellungen und Annahmen:
  - Gibt es ausreichend Anlass für die negative Einstellung?
  - Könnte mit dem Problem vielleicht weniger negativ umgegangen werden?
  - Welche Auswirkungen auf mein Verhalten haben diese Annahmen?
  - Übertreibe ich meine Annahmen und Gedanken oder verallgemeinere ich zu sehr?
  - Wie nützlich ist meine pessimistische Haltung?

Gerade in helfenden Berufen ist für viele das Glas eher halb leer als halb voll. Übertragen auf Chef, Kollegen, Institution oder Bewohner, folgt auf unsere Annahmen durch bisherige Erfahrungen meist eine Selbsterfüllung der eigenen Prophezeihung.

BEISPIEL

„Jeden Tag das Gleiche! Schon beim ‚Guten Morgen' lächelt er mich so schräg an, das wird jeden Tag schlimmer … und jeden Morgen muss ich da wieder rein. Wahrscheinlich wird er mich dann sogar küssen wollen. Das mache ich nicht länger mit."

Diese kognitiven Denkfallen des Menschen führen dazu, dass von einem Ereignis automatisch auf das andere geschlossen wird. Wir verfallen in ein Alles-oder- nichts- Denken und verlieren uns in Übertreibung oder negativen Vorhersagen. Die Auswirkungen dieser Denkfallen zu reflektieren, gibt uns die Möglichkeit, das Verhalten aktiv umzugestalten. Wie pflege ich derzeit meine Beziehung zum anderen?

TIPP

Fragen Sie sich, welchen Anteil Sie selbst am Gelingen haben:

- Wann haben Sie anderen Menschen zuletzt gesagt, was Sie an ihnen schätzen?
- Welche Annahmen haben Sie über das Verhalten von Menschen, die Ihnen nahestehen? (Erlebe ich mich unterstützt? Fühle ich mich behindert? Erlebe ich Gleichgültigkeit?)
- Wie bauen Sie in der Regel soziale Kontakte auf?
- Sind Sie damit erfolgreich? Erleben Sie Enttäuschungen?

Umgang mit schwierigen Bewohnern/Arbeitskollegen

- Wie und in welcher Art erleben Sie Bewohner/Kollegen als schwierig im Umgang?
- Wie würden Sie gerne auf schwierige Bewohner/Kollegen reagieren?
- Was hindert Sie daran?
- Welche Unterstützung brauchen Sie im Umgang mit schwierigen Bewohnern/Kollegen?

Umgang mit körperlicher Gesundheit

- Was essen und trinken Sie den ganzen Tag über?
- Wie viel Zeit räumen Sie körperlichen Aktivitäten in der Woche ein?
- Wie viel Stunden schlafen Sie, wie ist die Schlafqualität?

Freizeitverhalten

- Haben Sie Zeit für sich allein?
- Wie schalten Sie ab?
- Planen Sie feste Zeiten für sich allein ein?
- Planen Sie feste Zeiten mit anderen Menschen gezielt ein?

Verbesserung der Arbeitsbedingungen

- Was kann Ihre Einrichtung zur Verbesserung der Arbeitsbedingungen beitragen?
  - Zusammenarbeit von Abteilungen
  - Zusammenarbeit von Berufsgruppen
  - Kooperation innerhalb einer Berufsgruppe
  - Unterstützung durch Management/Leitung

Die Zeit und Muße, all diesen Fragen auf den Grund zu gehen, räumen wir uns selbst, aber auch unseren Mitmenschen oft nicht ein. Unangenehme Gefühle sind im Gegensatz zu schönen nur schwer auszuhalten. Schnell sollen Wut, Trauer, Ekel und Scham wieder verschwinden. Wir können unsere Gefühle jedoch nicht kontrollieren. Dieser vermeintliche Kontrollverlust kann sich sehr bedrohlich anfühlen. Ungeduldig wünschen wir mit all unserer kognitiven Kraft, dass negative Gefühle wieder verschwinden. Die Seele braucht jedoch Zeit und Ruhe, um Grenzverletzungen zu verarbeiten. Die Ungeduld als Angst vor Kontrollverlust stellt sich den meisten von uns immer wieder in den Weg.

TIPP

Kleine Achtsamkeitsübung: Es ist wie es ist!

- Suchen Sie sich einen ruhigen Platz und setzen Sie sich aufrecht hin.
- Schließen Sie Ihre Augen und richten Sie Ihre Aufmerksamkeit auf Ihre Gefühle des Moments.
- Heißen Sie sie willkommen und versuchen Sie keine Ausnahme zu machen.
- Nehmen Sie die Gefühle nur wahr, beurteilen Sie sie nicht, betrachten Sie sie einfach.
- Benennen Sie Gefühle in folgender Weise: Da ist Trauer, da ist Wohlwollen, da ist Hilflosigkeit ...
- Wiederholen Sie die Übung mehrmals täglich.

4.2 Bedürfnisse der zu Pflegenden erfassen

Betreuung und Behandlung kann durch gute, d. h. vollständige Dokumentation sichergestellt werden und wird gleichzeitig dem Anspruch der Kostenträger gerecht.

Assessmentinstrumente zur Erfassung, Beurteilung und Einschätzung des Bewohners sind Pflegekräften schon lange vertraut, und darauf aufbauend könnten nach eigenem Ermessen die Voraussetzungen für einen zwar fürsorglichen und dennoch freien Zugang zu dem schambehafteten Thema Sexualität geschaffen werden. Dennoch fehlt es bei der Erfassung von pflegerelevanten Phänomenen oft an Objektivität. Durch Fragen bei der stationären Aufnahme und das Festhalten der Antworten in der Informationssammlung können Pflegekräfte zum Thema Sexualität schon einen ersten, „offenen" Schritt auf den Bewohner zugehen. Zum Beispiel zeigt der Bereich „Kontinenzförderung und Inkontinenzversorgung" (nach Krohwinkel in ABEDL 6 „Ausscheiden", in der SIS „Selbstversorgung") Parallelen zum Thema Sexualität auf. Um in unseren Institutionen Klarheit zu schaffen, sollte im Rahmen der Qualitätssicherung jedoch ein zusätzliches Screening und Assessmentprogramm eingeführt werden, das speziell auf die sexuellen Bedürfnisse zugeschnitten ist.

BEISPIEL

Traumatisiert: Frau S. verweigert pflegerische Handlungen. Sie presst die Knie zusammen, wenn der Intimbereich gewaschen werden soll. Aus der Biografie geht hervor, dass sie Vergewaltigungserfahrungen hat.

Lösungsansatz: Mit diesem Wissen ist es unabdingbar, dass Frau S. ausschließlich weibliche Pflegekräfte zur Seite gestellt werden. Ein angstlösendes Medikament im Zusammenhang mit der Grundpflege soll mit dem Hausarzt erörtert werden. Frau S. wird vorerst häufiger gebadet.

Nachfolgend sind Beispiele aufgeführt, welche bereits vorhandenen Instrumente zur Bedarfsermittlung bei Sexualität bereits verwendet werden können und welche Möglichkeiten der Bedarfserfassung es zukünftig geben könnte.

Screening

Das Screening aller Bewohner bedeutet nicht mehr als die Suche nach einer definierten Gruppe, welche meist durch Fragebogentests herausgefiltert wird. Dieser Test kann nach Heimaufnahme und Eingewöhnungszeit von einigen Wochen mit Bewohnern, Klienten und Angehörigen durchgeführt werden, um ein ganzheitliches Bild zu den Selbstmanagementkompetenzen des Bewohners zu erlangen.

Mit dieser Erkenntnis können die Pflegenden dazu beitragen, die Motivation, Ziele zu klären und zu erreichen, bewusst zu erhöhen. In Bezug auf erotische Bedürfnisse wird es unter Umständen möglich sein, dass Sexualassistenten die Rolle und Aufgabe übernehmen, körperliche Nähe anzubieten und sicherzustellen, wenn passive Sexualassistenz nicht ausreichend scheint oder ist. Dies im Gespräch mit Bewohnern und Angehörigen anzusprechen, braucht Mut zur Veränderung und ein gewisses Maß an gesellschaftlicher Akzeptanz: Sexualität und Alter als Doppeltabu kann nur durch Öffentlichkeitsarbeit zur Normalität werden.

Nehmen Sie zum Beispiel, dass gleichgeschlechtliche Eheschließungen – je nach Staat – noch nicht lange möglich sind. Was für ein großer Schritt für den Abbau der Diskriminierung von Homosexualität! Vorreiter waren die Holländer bereits im Jahr 2001, dann folgten auch Luxemburg (2014) und Deutschland (2017). In Österreich haben gleichgeschlechtliche Paare bis Ende 2018 noch kein Recht auf Eheschließung. In der Schweiz dürfen Paare zusammenbleiben, wenn einer der Ehepartner sich einer Geschlechtsumwandlung unterzieht, sich jedoch nicht gleichgeschlechtlich verheiraten – ein massiver Eingriff in das Selbstbestimmungsrecht. Auch der §175 StGB wurde in den alten Bundesländern erst 1994 ersatzlos gestrichen. Bis dahin konnten sexuelle Handlungen unter Männern unter bestimmten Bedingungen noch unter Strafe gestellt werden. Homosexuelle haben über Jahre für ihre Sache gekämpft, nicht nur in der Öffentlichkeit. Werden Senioren mutig sein, die Kraft haben und Unterstützung durch die Gesellschaft finden, ihre Bedürfnisse zu benennen und einzufordern?

Strukturierte Informationssammlung

Mit der vom *Bundesgesundheitsministerium (2018)* empfohlenen strukturierten Informationssammlung (SIS) kann die Implementierung von erotischen Bedürfnissen im Alter wahrgenommen und als solche erkannt werden. Denn die SIS zielt mit neu definierten Themenbereichen auf den neuen Pflegebedürftigkeitsbegriff ab und berücksichtigt damit die aktualisierten Begutachtungsrichtlinien (NBA Tool) des medizinischen Dienstes.

Das Formular zur SIS kann (auf die jeweilige Institutionsart zugeschnitten) unter www.ein-step.de/schulungsunterlagen/schulungsunterlagen/ (06.04.2018) heruntergeladen werden.

Seit 2017, mit Inkrafttreten des Pflegestärkungsgesetzes II, wurde der Pflegebedürftigkeitsbegriff neu definiert und orientiert sich nun allein an den Funktionseinschränkungen und Ressourcen des Betroffenen: Was KANN die Person? Kernpunkt ist eine vereinfachte Dokumentation, die flexibel für Veränderungen ist und sich einfach auf dem aktuellen Stand halten lässt. Diese soll im Pflegeprozess durch einen Paradigmenwechsel helfen, pflegerelevante Aspekte innerhalb eines personenzentrierten Ansatzes darzustellen. Der personenzentrierte Ansatz der SIS rückt vom Aufnahmezeitpunkt an die Individualität der Pflegeperson in den Fokus, ebenso wie deren ureigene Wahrnehmung, Einstellung und Erwartungshaltung. Die Pflegeplanung basiert nur noch auf fünf Themenfeldern statt der bisherigen z. B. 13 ABEDL's nach Monika Krohwinkel:

1. Kognitive und kommunikative Fähigkeiten
2. Mobilität und Beweglichkeit
3. Krankheitsbedingte Anforderungen und Belastungen
4. Selbstversorgung
5. Leben in sozialen Beziehungen
6. Wohnen / Häuslichkeit

Somit ist bei der Erarbeitung und Umstellung der Dokumentation auch eine neue Haltung der Pflegenden gefordert. Folgende Fragen sind richtungsweisend:

- Warum ist der Mensch pflegebedürftig?
- Welche Hilfe wird benötigt?
- Was würde passieren, wenn diese Hilfe ausbliebe?
- Was möchte der Betroffene?
- Welche Maßnahmen können ergriffen werden?

Zur Erfassung der pflegerelevanten Informationen in der SIS wird mit dem Bewohner ein Erwartungsgespräch geführt.

BEISPIEL

Erwartungsgespräch – wie geht das?

Kündigen Sie den Wunsch nach einem (nicht anlassbezogenen) Gespräch mit dem Bewohner an. Planen Sie Zeit ein und terminieren Sie! Dann hat der Bewohner die Möglichkeit, sich ebenfalls vorzubereiten.

„Herr Meyer, ich würde in meiner Funktion als Bereichsleitung gern mal mit Ihnen sprechen – wir könnten uns am Donnerstag um 14.00 Uhr eine Stunde Zeit nehmen, um gemeinsam zu schauen, was wir hier im Haus noch für Sie tun können."

Das Gespräch kann mit folgenden Fragen an den Bewohner eingeleitet werden:

„Herr Meyer, ich würde gern mehr über Sie erfahren – passt das für Sie? Ich habe mich gefragt, wie Sie sich in der neuen Situation fühlen. Welche Vorstellungen haben Sie vom Leben in unserer Einrichtung gehabt? Haben sich die Ängste oder Befürchtungen, aber auch Hoffnungen und Erwartungen bisher bestätigt?"

Während des Gesprächs kommt es auf zwei wichtige Aspekte an:

1. richtiges Hören
   - aufnehmend Zuhören („Hm", „Aha", ein Nicken, Blickkontakt)
   - Paraphrasieren (mit eigenen Worten das Gesagte des Bewohners wiederholen)
   - offene Fragen (bei indirekten Wünschen keine Ja/Nein-Frage stellen)

BEISPIEL

- positive Rückmeldung („Das hat mir gefallen.")
- Rückmeldung eigener Gefühle („Das ärgert mich jetzt.")

2. richtiges Sprechen
   - Ich-Gebrauch (nicht: man)
   - konkrete Situation benennen (nicht verallgemeinern durch „immer" oder „nie")
   - konkretes Verhalten ansprechen (nicht: „Ist mal wieder typisch")
   - das Hier und Jetzt erörtern (nicht damals)
   - für Gefühle öffnen (keine Vorwürfe und Anklagen)

TIPP

Orientieren Sie sich, um alle den Bewohner betreffenden Bereiche anzusprechen, zum Beispiel an den Themenfeldern der SIS.

Diese erste fachliche Einschätzung der für die Pflege und Betreuung relevanten Risiken und Phänomene ersetzt die bisherige Anamnese. Hier können im Verlauf der Pflegebeziehung hinter offensichtlicher Lust und Begierde des Kunden auch andere Gefühle wie Lebensfreude, Sehnsucht oder auch Trauer über Vergangenes erkannt werden. Das Themenfeld 5 „Leben in sozialen Beziehungen" könnte hausintern um ein Ankreuzverfahren erweitert werden, mit z. B. den Punkten Familienstand, Erfahrungen in Liebesbeziehungen, Erwartungen und Wünsche in Bezug auf Partnerschaft im Alter. Statt Zurückweisung und Isolation können, in Absprache mit den Kollegen, Handlungsroutinen wie vorübergehende 1:1-Betreuung zur Ablenkung durch Musik oder Beschäftigung eingeführt werden, welche den persönlichen Umgang und eine

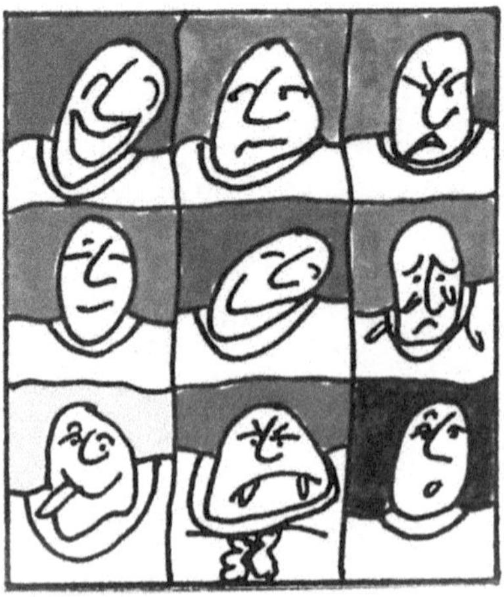

wertschätzende Kommunikation auch unter schwierigen Bedingungen möglich machen. Denn oft ist bei den Mitarbeitern nur eine scheinbare Akzeptanz für sexualisierte Begegnungen im Pflegealltag vorhanden. Eine häufige Rückmeldung in Seminaren ist der Satz: „Wir sind da ganz offen." Und doch spüre ich bei Gesprächstrainings die Angst, sich durch das Verhalten bei der Intimhygiene vielleicht schuldig gemacht zu haben oder dass die eigenen Aversionen nicht unterdrückbar waren.

BEISPIEL

Schuldig? Eine junge, frisch verliebte Pflegekraft kommt frisch geduscht und wohlriechend und sehr gut gelaunt zur morgendlichen Grundpflege in das Bewohnerzimmer eines älteren Herrn mit Demenz. Von ihr geweckt, erwacht dieser womöglich in einer ganz anderen Stimmung. Er ist vielleicht nicht orientiert oder fühlt sich aufgrund ihrer Ausstrahlung selbst wie ein Jüngling und freut sich über die morgendliche Erektion. Sie schlägt die Decke zurück, er fühlt sich dadurch freundlich aufgefordert und lädt sie daraufhin ein, in sein Bett zu kommen.

Lösungsansatz: Die Pflegekraft erkennt an, dass der Herr sich offensichtlich über seine Erektion freut, lehnt das Angebot höflich ab (erwähnt ggf. ihr eigenes Unwohlsein mit der Situation) und fragt, ob der Bewohner noch ein wenig allein sein möchte – sozusagen zum „Wachwerden".

Eine aufschlussreiche, weitestgehend wertfreie Dokumentation könnte sowohl bei Beantragung eines höheren Pflegegrades als auch bei institutionellen Qualitätsprüfungen von Vorteil sein. Doch die Erhebung der SIS ersetzt keinesfalls die Planung der pflegerischen Maßnahmen (nach PDCA-Zyklus = plan – do – controll – act). Assessment- und Screening-Instrumente können, wie bei den bisherigen nationalen Expertenstandards des DNQP, ein Weg zu Wach- und Aufmerksamkeit bezugnehmend auf das Thema sein. Die Pflegekraft verfügt damit über Planungs- und Steuerungswissen zur Einschätzung des zu erwartenden Unterstützungsbedarfs.

Jeder Bewohner, unabhängig von Herkunft und Geschlecht, kann seine sexuellen Bedürfnisse selbstbestimmt er- und ausleben. Denn körperliche Nähe macht gesund. Mit frühzeitigem und systematischem Assessment, sowie Beratungs-, Schulungs- und Koordinationsleistungen und abschließender Evaluation trägt die Pflegekraft dazu bei, Versorgungskontinuität herzustellen.

Nach dieser Bedarfsermittlung kann, wenn gewünscht, die weitere Planung im Haus zur Implementierung des Themas Sexualität (in der Dokumentation und Umsetzung) eingeleitet werden.

In der Dokumentation (Struktur-/Prozessqualität):

1. Entscheidungsfindung auf Leitungsebene mit Einbindung von Träger oder Vorstand. Bilden eines Qualitätszirkels oder einer Arbeitsgruppe aus interessierten Mitarbeitern (Protokoll: Wer macht was bis wann?)
2. Information von Mitarbeitern (Screening, ATL/ABEDL: „sich als Mann oder Frau fühlen und verhalten" oder „Leben in sozialen Beziehungen" in der SIS)

3. Leitbilderstellung/Ergänzung (Definition und Aushang, Beispielleitbild in Kap. 5)
4. Fortbildungsplan (halbjährliche Seminare, Kap. 5)
5. Einarbeitungskonzept (inklusive Einarbeitungsnachweis durch Praxisanleiter)
6. Informationsblatt für Bewohner und Angehörige (Beispiel in Kap. 5)
7. Gesprächsangebote (Einzel- und Gruppengespräche im Rahmen der Bewohneredukation anbieten)
8. Angehörigenabende

In der Umsetzung (Ergebnisqualität):

1. Die Einrichtung verfügt über eine bedürfnisorientierte Gesprächskultur (anhand Bewohnerzufriedenheitsumfrage).
2. In der SIS ist das Bedürfnis im Themenfeld 5 – Leben in sozialen Beziehungen – benannt und ggf. als Phänomen unter Sonstiges gekennzeichnet.
3. Die Mitarbeiter kennen und identifizieren sich mit dem Leitbild auf Nachfrage.
4. (Freiwillige) Interne Fortbildungen zum Thema finden nachweislich halbjährlich statt.
5. Das Thema Erotik und Sexualität wird im Rahmen der Einarbeitung (Einarbeitungskonzept und Einarbeitungs-Bogen, früher „Laufzettel") neuer Mitarbeiter erörtert und die hauseigene Positionierung fachlich und sachlich dargestellt.
6. Ein Informationsblatt zum Thema liegt im Eingangsbereich der Einrichtung aus.
7. Angebote und/oder Einladungen zu Einzel- und Gruppengesprächen finden sich im Aushang, ein Ansprechpartner ist benannt.
8. Bei Angehörigenabenden wird wiederkehrend eine Diskussion zum Thema angeregt (oder auf Wunsch auch Einzelgespräche im Anschluss angeboten).

SexAT

Ein erster Schritt für ein institutionelles Assessment könnte ein Beurteilungsbogen speziell zum Thema Sexualität sein (Anhang). Ein solches Instrument gibt es bisher nur in Australien vom Australischen Zentrum für evidenzbasierte Altenpflege (ACEBAC). Hier wurde SexAT – ein Fragebogen – entwickelt, um Senioreneinrichtungen ein Mittel an die Hand zu geben, die verschiedenen Formen von Sexualität ihrer Bewohner mit und ohne Demenz zu unterstützen.

Prüfen Sie, wie mit dem Thema Sexualität in Ihrer Institution umgegangen wird: Wo stehen Sie? Die Bedarfsermittlung kann Sie dabei unterstützen, einen individuellen Maßnahmenplan für die eigene Einrichtung in einem Qualitätszirkel zu erarbeiten.

TIPP

Legen Sie Verantwortlichkeiten und Zeitkorridore für die konkrete Umsetzung fest.

BEISPIEL

Sex im Speisesaal: Es hat sich im Haus ein Paar gefunden. Erst haben sich die Mitarbeiter gefreut, aber jetzt kommt es immer häufiger zu peinlichen Situationen. Im Speisesaal küssen sich beide leidenschaftlich. Die Frau versucht seine Hose zu öffnen.

Lösungsansatz: Fraglich ist, ob das Paar jenseits der Essenszeiten die Gelegenheit hat, miteinander zu sein. Welche Möglichkeiten bieten sich an, die ungestörte Zweisamkeit sicherzustellen, da keiner der beiden über ein Einzelzimmer verfügt? Das Team verlagert daraufhin die Essenszeiten des Paares nach hinten, damit sie in einem der Zimmer Zeit miteinander verbringen können. Bleibt die Beziehung der beiden stabil, kann über den Bezug eines gemeinsamen Zimmers nachgedacht und entschieden werden.

Fallbesprechung

Das Instrument der bewohnerfokussierten Fallbesprechung eignet sich gut zur aktuellen Bedarfsermittlung und Dokumentation der Situation mit anschließender gemeinsamer individueller Maßnahmenplanung:

- Zeitrahmen festlegen (z.B. 15 Minuten im Anschluss an die Übergabe, dann sind die Beteiligten mit Dokumentation und Verweis im Pflegebericht zugegen.
- Situationsbeschreibung: Was ist wann passiert?
- Hindernisse: Was geht nicht oder wird kognitiv nicht verstanden? (Einsichts-/Einwilligungsfähigkeit)

- Ressourcenermittlung: Was ist (noch) möglich?
- Strategieplan: Welches Angebot machen wir jetzt? Wer macht was, wie und bis wann?
- Evaluation: Prüfung und Auswertung der Ergebnisse nach individuell festgelegtem Datum.

Hier sollte der Blick stets auf den Ressourcen von Bewohner und Mitarbeitern liegen und Veränderungsmöglichkeiten sollten erarbeitet werden. Unterstützende Maßnahmen für einen Strategieplan bei herausforderndem Verhalten sind:

- verstehende Diagnostik:
  - Schritt 1: Verhalten erfassen/beschreiben – WAS
  - Schritt 2: Ursachen/Gründe für das Verhalten suchen – WARUM
  - Schritt 3: Verstehenshypothesen – Vermutungen formulieren
  - Schritt 4: Maßnahmen festlegen und durchführen
- die drei Säulen der integrativen Validation nach Richard:
  1. Kommunikation in Form von Aktion und Reaktion als zentrales Element
  2. empathische und verstehende Grundhaltung
  3. Beziehung und Bindungsgestaltung
- Basale Stimulation zur Wahrnehmungserfahrung:
  - kognitive Verfahren (z.B. Anregung kognitiver Tätigkeit wie Realitätsorientierung, autobiografische Arbeit, Gedächtnistraining)
  - sensorische Stimulation (snoezelen – fühlen, Aromatherapie – riechen, Bilder/Fotos – sehen, beruhigende oder eigene Musik – hören, Schokolade – schmecken)
  - Beschäftigungsangebote (Mahlzeiten zubereiten, basteln, handwerkliche Arbeit)
  - Bewegungsförderung (alltägliche Bewegung, Spaziergänge, Treppen steigen)

Herausforderndes Verhalten ist herausfordernd. Professionell Pflegende benötigen daher Tools, um eine individuelle Maßnahmenplanung erstellen zu können. Dies gelingt besser, wenn Angehörige, Freunde und externe Mitarbeiter (wie Therapeuten, Ehrenamtliche, Ärzte oder auch Sexualassistenten) die verantwortliche Pflegefachkraft durch Informationsweitergabe unterstützen.

TIPP

Erstellen Sie doch mal eine „Berührungsbiographie“: „Frau Hansen betont häufig, die Zärtlichkeit ihres verstorbenen Mannes und wie gern sie auch mit ihren Kindern gekuschelt hat“ oder „Der Ehemann von Frau Meyer führte als Soldat auch in der Familie ein eher strenges Regime und war nicht nur emotional sehr distanziert.“

Diese Informationen helfen zu verstehen, Zusammenhänge zu erkennen und Lösungen zu finden. Das herausfordernde Verhalten bei einer frontotemporalen Demenz kann von allen Beteiligten auch als Bedrohung empfunden werden. Gezielt oder ungezielt auffälliges Verhalten des Bewohners geht immer mit Besorgnis und Erregung des Gegenübers einher und sollte daher als beratungswürdig angesehen werden.

BEISPIEL

Verbotene Liebe (Puff für Alte): Frau B. lebt in einer stationären Einrichtung. Sie hat eine einvernehmliche erotische Liebesbeziehung zu einem Mann, der in einem Reihenhaus in derselben Straße wohnt. Dieser kommt sie täglich besuchen. Die Frau ist sehr verliebt und stolz, dass sich noch mal ein Mann in sie verliebt hat. Die Angehörigen fordern vom Heim Hausverbot für den Mann und drohen mit der Presse. Der Mann bekommt Hausverbot.

Lösungsansatz: Ein nochmaliges Gespräch mit Angehörigen und Bewohnerin ist angezeigt. Hier sollte sich Frau B. positionieren und die eigenen Kinder auf ihren Wunsch nach Selbstbestimmung hinweisen. Die Einrichtungsleitung wird ihr dabei unterstützend zur Seite stehen und sich nicht nochmals unter Druck setzen lassen. Nur wenn alle Beteiligten gemeinsam an einem Tisch sitzen, können die Befürchtungen einzelner direkt angesprochen und Ängste aufgelöst werden.

4.3 Ausbildung

Ein zusätzlicher Ansatz für die Integration des Themas Sexualität in der Pflege könnte die Reformierung 2020 der Ausbildung sein. Deren generalisierter Ansatz sorgt für einen Wandel und prophezeit mehr Anerkennung und bessere Vergütung in der Altenpflege. Die steigenden Anforderungen führen zu besserer Qualifikation und Fachlichkeit, welche wiederum Perspektivenwechsel möglich machen kann. Junge Pflege hat andere Ansprüche an sich und die eigene Arbeit und ist generationsbedingt nicht vom Mangel geprägt. Das daraus resultierende Selbstbewusstsein wird die künftige Pflegesituation maßgeblich verändern.

Hier sei nur nebenbei das spannende Projekt „Schattentage" der Stiftung Zentrum für Qualität in der Pflege erwähnt. (www.zqp.de/wp-content/uploads/Perspektivenwechsel_Methode_Schattentage_Pflege_Qualitaetssicherung.pdf, 09.080.2018)

Das vom Bundesgesundheitsministerium für Familie, Senioren, Frauen und Jugend unterstützte und praxisorientierte Konzept wurde bereits 2011 mit dem Altenpflege-Zukunftspreis ausgezeichnet und trifft auf großes Interesse bei den Einrichtungsleitungen. Ziel ist die individuelle Bedürfnisorientierung, um eine Umsetzung der Pflege-Charta zu erreichen. Indem Pflegende und / oder Auszubildende für mindestens einen Tag die Rolle des zu Pflegenden einnehmen, wird das Verständnis für die Bewohnersituation gefördert, aber auch die Einschränkungen der persönlichen Freiheit innerhalb der Institution an der eigenen Person werden spürbar. Hier sei als Beispiel nur das Anklopfen und die damit verbundene Wahrung der Intimsphäre genannt.

Unterrichtsinhalte in der Altenpflegschule sind durch das Altenpflegegesetz vom Bundesministerium für Familie, Senioren, Frauen und Jugend bundesweit einheitlich geregelt:

In der dreijährigen Ausbildung zum Altenpfleger finden sich zu den vier unterschiedlichen Lernfeldern auch 200 Unterrichtstunden, die von jedem Ausbildungsinstitut zur freien Gestaltung zur Verfügung stehen (BMFSFJ 2017). Die Facette *Sinn und Sinnlichkeit* könnte schon mit Beginn der Ausbildung im Konzept der ganzheitlichen Pflege Berücksichtigung und Aufmerksamkeit finden. Junge Menschen sollten gezielt darauf vorbereitet werden, um herausfordernden Situationen gewachsen zu sein. Sie rechnen bei Ausbildungsbeginn voraussichtlich nicht mit sexualisierten Begegnungen, weder zwischen den Bewohnern noch in einer intimen Versorgungssituation.

Ein möglicher Unterrichtstag:

- zwei Unterrichtseinheiten (UE) Einstieg, Erwartungen, Gegenstand als Symbol / Anker für eigene Körperlichkeit
- zwei UE Bedeutung der Sexualität: Geschichte, Physiologie, Sozialisation
- zwei UE Situationsbeschreibungen aus der Praxis in der Gruppe
- eine UE Sexualassistenz und / oder Alternativen mit Diskussion
- eine UE Einwilligungsfähigkeit versus Geschäftsfähigkeit – (Ethikkommission)

5 Beratung und Aufklärung

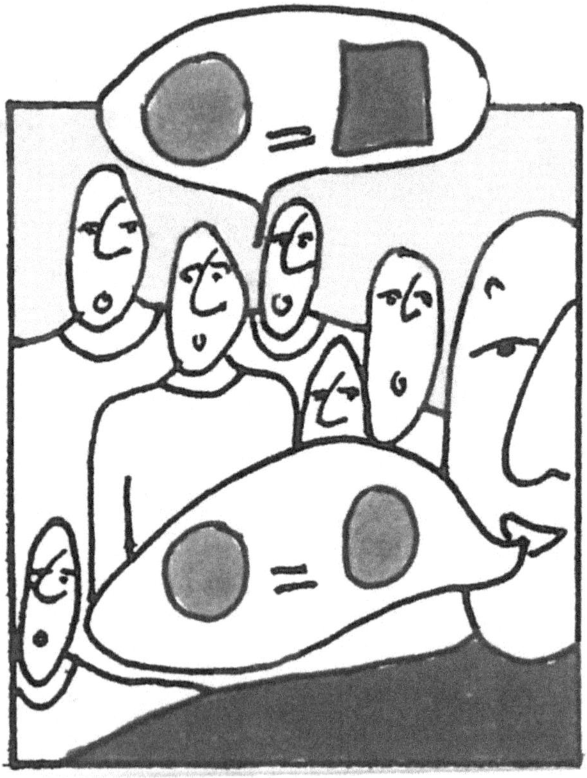

Wer spricht wie und mit wem über das Bedürfnis nach Berührung?

Gelebte Sexualität bedeutet Gesundheit, Lebensqualität und Wohlbefinden. Voraussetzung dafür ist eine positive Grundeinstellung der Institution und ihrer Mitarbeiter und eine respektvolle Haltung gegenüber sexuellen Beziehungen.

Gerade für Frauen ist schon die Chance auf ein Gespräch über den Wunsch nach Nähe und Zärtlichkeit ein großer Gewinn. Da Männer bekanntermaßen früher sterben, trifft Frauen die Partnerlosigkeit häufiger als Männer. Dahinter verborgene Sehnsucht und Einsamkeit sind für jeden Menschen sehr belastend. Männer können ihre erotischen Bedürfnisse in der Regel besser von Partnerschaft trennen und auch leben. Themen im vertrauensvollen Gespräch sind häufig Partnersuche, Scham, Selbstbefriedigung und/oder Eifersucht. Doch wie stimme ich als Pflegekraft den Angehörigen auf ein Gespräch ein? In der Pflege wird zum Beispiel in Bezug auf die Gefährdungspotenziale schon jetzt verstärkt auf Informationsblätter gesetzt.

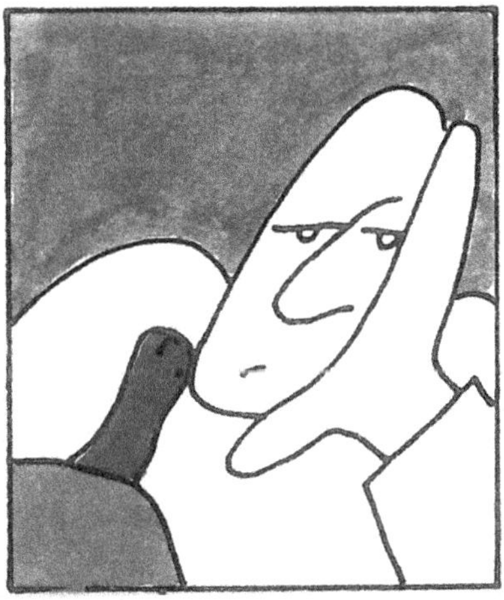

Beispiel eines Informationsblattes:

Sehr geehrte Klienten, Bewohner, Angehörige und Interessierte,

wir möchten Ihnen eine Orientierungshilfe zum sensiblen Umgang mit natürlichen Bedürfnissen wie Erotik (auch im Alter) geben.

Ob und wann diese Bedürfnisse an Sie oder uns herangetragen werden, ist nicht vorhersehbar.

Ist der Körper im Einklang mit der Seele, fühlen wir uns glücklich. Ist die Seele krank, ist auch der Körper entsprechend beeinflusst. Die sexuelle Energie sollte man dabei nicht unterschätzen.

Zärtlichkeiten wie Streicheln, Umarmen, Kuscheln oder offene Gespräche über die eigenen sexuellen Bedürfnisse können eine beruhigende therapeutische Funktion haben.

In einer Welt, die Sexualität mit Scham verbindet und auf wachsende Bedürfnisse älterer Menschen mit Angst und Verboten reagiert, haben wir den Mut, Verantwortung zu übernehmen.

Indem wir in unserer Einrichtung den Blick auf die Bedürfnisse immobiler, geistig und körperlich eingeschränkter Menschen richten, können diese lernen, sie zu benennen und ihre Sexualität selbstbestimmt zu leben.

Als Teil einer mutigen Gesellschaft öffnen wir uns und möchten Ihnen beratend zur Seite stehen.

Mit dieser Mission leisten wir einen Beitrag zu einer innovationsfähigen, freien und gerechten Gesellschaft – einer Gesellschaft, in der wir Herausforderungen gemeinsam anpacken und Chancen gegeben und genutzt werden.

Wir bieten verständnisvolle Kommunikation, wir hören Ihnen zu und finden mit Ruhe und Zeit Antworten, ggf. bieten und nehmen wir auch weitere Unterstützung von außen an.

Sie haben Fragen? Sprechen Sie uns direkt an oder schreiben Sie uns auch anonym.

Ein ausformuliertes Beispiel eines Informationsblattes einer schottischen Alzheimergesellschaft ist im Internet unter www.alzscot.org/assets/0000/0163/sexuality-and-dementia.pdf (16.05.2018) zu finden.

In der Eingangshalle einer jeden Einrichtungen finden sich Broschüren zu Themen wie Sturz- und Dekubitusprophylaxe oder Hinweise zur Vermeidung von Mangelernährung und unzureichender Flüssigkeitsversorgung älterer Menschen. Diese Informationsflut überfordert sowohl den neuen Bewohner als auch dessen Angehörige und wird in der Regel übersehen, somit ginge wohl auch ein Informationsblatt zur Sexualität allein unter oder würde bewusst (aus Angst vor „Blicken“) nicht angesehen.

Deshalb ist hier grundsätzlich die zusätzliche Unterstützung durch das persönliche Gesprächsangebot einer professionellen Pflegeperson nötig, um den diesbezüglichen Anforderungen des medizinischen Dienstes in Form von Bedarfsermittlung und Bewohneredukation gerecht zu werden. Unter dem Aspekt der Pflege ist die Alltagskompetenz des Bewohners die wesentliche Zielgröße. Um den Bewohnern diese Alltagskompetenz zu erhalten, also eine Förderung der Selbstmanagementkompetenzen zu bewirken, umfasst deren Schulung oder Unterweisung durch die Pflegenden vier Hauptstrategien:

- Information
  - „Wir möchten Sie über die Angebote unseres Hauses informieren. Erwähnen Sie gern auch beim Heimbeirat Ihr Interesse an Informationen und Gesprächskreisen zum Thema, wir möchten Sie im Rahmen unserer Möglichkeiten (der passiven Sexualassistenz) unterstützen."
- Beratung
  - „Wir bieten Ihnen Einzel- oder Gruppengespräche zu den Themen an. Suchen Sie das Gespräch zu einem Mitarbeiter Ihres Vertrauens und sagen Sie, was Sie sich bezüglich Ihrem ganz natürlichen Bedürfnis nach Erotik und Sexualität wünschen."
- Schulung
  - „Wir fördern Ihre Fähigkeit, zu verstehen und danach zu handeln, indem wir Sie einladen, sich weiterzubilden. Informieren Sie sich bei uns über Angebote wie erotische Literatur, Filme oder Hilfsmittel."
- Moderation
  - „Wir haben speziell ausgebildete Kollegen, die sich für verschiedene Angebote stark machen und diese leiten. Lernen Sie unsere externen Kooperationspartner im Bereich der aktiven Sexualassistenz kennen. Wir stellen den Kontakt gern her."

Je besser der Bewohner darauf vorbereitet ist, was ihn in der Institution erwartet, welche Möglichkeiten es gibt und wer bei der Umsetzung unterstützend tätig wird, desto besser kann es gelingen, die eigenen Interessen selbstverantwortlich zu benennen und zu vertreten. Nur durch Planung von in-, aber auch externen Beratungs- und Schulungsprogrammen, mit dem Ziel, dass die zu Pflegenden an die eigenen Ressourcen gelangen, kann eine neue, andere Motivation des Bewohners entstehen.

Im Konzept zur Bewohneredukation (Tab. 1) könnten Bedarfsermittlung, Schulungs- und Beratungsangebote mit Schwerpunkten wie

1. Patientenautonomie (der Bewohner bestimmt und bewertet Richtung, Tempo und Inhalt),
2. Prozessorientierung (Beratung zielt auf Veränderung),
3. Zukunftsorientierung (Zielfokus, Visualisierung der Problemlösung) und
4. ergebnisoffenem Prozess (gleichberechtigt, dialogisch und wertschätzend)

enthalten sein. Sinnvoll ist zusätzlich die Klärung folgender Fragen zum Aufbau einer internen Strategie:

Tab. 1: Beispiel Bewohneredukation

Inhalte	▪ Klärungsphase und Bedarfsermittlung ▪ Hilfeplanung unter Miteinbeziehung aller Beteiligten ▪ Realisierung/Umsetzung der Planung ▪ Ausgangssituationen in der Pflege beschreiben und gemeinsam analysieren (SIS) ▪ Überwachung der gemeinsam eingeleiteten und handlungsweisenden Maßnahmen ▪ gemeinsame Auswertung (Evaluation) in individuell festzulegenden Abständen ▪ Bewusstsein schaffen, Wahlmöglichkeiten und Lösungen finden ▪ Was ist eine Ethikkommission? ▪ Entscheidungsfindung durch Fallbesprechungen: ▪ Was können und dürfen Pflegekräfte den älteren Menschen für ein Angebot machen, wenn erotische Bedürfnisse geäußert werden? ▪ Welche Verantwortung haben die Mitarbeiter/die Einrichtung? ▪ Welche Rolle spielen Mitarbeiterinnen, Betreuer und Angehörige?
Zielgruppe	▪ zu Pflegende und deren Angehörige ▪ gesetzliche Betreuer und Kooperationspartner
Ziele:	Unsere Kunden haben einen Überblick über unser Angebot. Sie können sich vertrauensvoll öffnen und teilen uns ihre Erwartungen und natürlichen Bedürfnisse mit. Die sensible Gesprächsführung ist sichergestellt. Die Moderatoren unterstützen durch hilfreiche Fragestellungen mit dem Ziel, unsere Kunden souverän zu begleiten, zu inspirieren, den Austausch zu fördern, das Erarbeitete zu strukturieren und schließlich zu einer hohen Kundenzufriedenheit beizutragen.

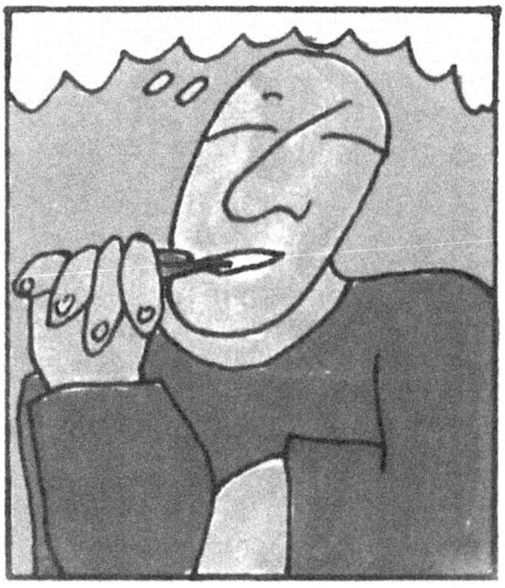

- Wie stellen wir die Beratung unserer Bewohner sicher (wer macht was, wann, wie und womit)?
- Auf welche Art bewerben wir unser Angebot (Ankündigungen, Einladungen, Aushänge, Newsletter auch an Angehörige und Kooperationspartner)?
- Welche Formulare nutzen wir (Dokumentationssystem, interner Mailverteiler, Protokollwesen)?
- Was für ein Angebot machen wir (Konzept)?
- Wer informiert die Bewohner wie und wann?
- Von wem werden Veranstaltungen, Fallbesprechungen oder Einzelgespräche moderiert?
- In welchen Abständen wiederholen wir unser Angebot?

Nach Klärung dieser Fragen dienen die Antworten auf folgende Fragestellungen der Evaluation:

- Verstehen unsere Kunden unser Angebot?
- Können sie das Erfahrene in die Praxis umsetzen?
- Sehen unsere Kunden einen Sinn in der Förderung?

Wie ermittle ich also Informations-, Schulungs- oder Beratungsbedarf? Verbindende Kommunikation ist herausfordernd und oft anstrengender als die körperliche Arbeit auf der Station. Das Erstellen von komplexen, auch krankheitsbezogenen Anleitungs-Leitfäden für die Pflegenden auf den Stationen, die Patienteninformation zu Gefährdungspotenzialen und Phänomenen in der Pflegebeziehung, Veranstaltungsplanung, Planung und Durchführung von Seminaren sowie die Mitarbeit in Arbeitskreisen im Haus fordern ein hohes Maß an Motivation von den Mitarbeitern und werden allzu oft als lästig und schwierig empfunden. Fehlende Zeitressourcen lassen jeden institutionellen Gedanken in den Hintergrund geraten. Umso wichtiger werden die Vermittlung des Mehrwerts und die Transparenz in der Vorgehensweise mit Ausblick auf Veränderung. Tabelle 2 zeigt eine Übersicht über den Informationsbedarf im Pflegealltag.

Tab. 2: Informationsbedarf im Pflegealltag

Für wen?	▪ Pflegefachkräfte ▪ Gesundheitspflegeassistenten, Pflegehilfskräfte, Hauswirtschaftsmitarbeiter ▪ Einrichtungsleitungen (zur Erfüllung der Rahmenbedingungen) ▪ Bewohner/Klienten
Warum?	▪ Definition pflegerischer Fragestellungen ▪ Klärung interprofessioneller Aspekte ▪ Darstellung von Pflegephänomenen, Gefährdungspotenzialen und Maßnahmen ▪ Transparenz pflegerischer Leistung – was ist möglich, was nicht? ▪ Rechtssicherheit (bei Prüfung durch Aufsichtsbehörden)
Wie?	▪ Interne Kommunikationsstruktur - Besprechungswesen ▪ Schulungsplan ▪ Angehörigenabende, Einzelgespräche ▪ Auslage Informationsblätter ▪ Darstellung des internen Angebots
Wer?	▪ Heimleitung ▪ Pflegedienstleitung ▪ Qualitätsbeauftragte ▪ ggf. externe Coaches (z. B. Sexualassistenten), Supervisoren, Dozenten und/oder Referenten
Was?	▪ Gefährdungspotenziale und Phänomene ▪ Erwartungen und Bedürfnisse ▪ Beratung individuell oder institutionell durch: – Absprache mit beteiligten Berufsgruppen (HA, Sexualassistenz) – Koordination der geplanten Interventionen unter Berücksichtigung und Akzeptanz von Bewohnerwünschen im Sinne der Eigenverantwortlichkeit

Jede Intervention der Einrichtung sollte die Lebensqualität des Bewohners erhalten und bestenfalls verbessern, daraus ergeben sich institutionelle Ziele (Tab. 3a), die für die Praxis individuell angepasst werden sollen (Tab. 3b).

Tab. 3a: Institutionelle Ziele (angelehnt an das Qualitätsmodell nach *Donabedian 1966*)

Strukturqualität	Prozessqualität	Ergebnisqualität
Aktuelles Fachwissen	Bedarfsermittlung	Ein individueller alltags-orientierter Maßnahmen-plan liegt vor
Kommunikative Kompetenz	Förderung Selbst-managementkompetenz	Bewohner und an der Pflege Beteiligte sind informiert.
Verfahrensregelung	Maßnahmenplanung	Maßnahmen werden umgesetzt, Bewohner und an der Pflege Beteiligte sind motiviert, an den eingeleiteten Maß-nahmen teilzunehmen.
Steuerungs- und Umsetzungskompetenz	Koordination intrapro-fessioneller Angebote	Durchführung und Wirkung sind fortlaufend dokumentiert.
Evaluationskompetenz	Wirksamkeitsprüfung	Anzeichen sind erkannt, Bewohner kennen Ursachen und sind ent-sprechend ihrer Möglich-keiten in ihren Selbst-managementfähigkeiten gefördert.

Tab. 3b: Umsetzung der institutionellen Ziele in der Praxis

Strukturqualität	Prozessqualität	Ergebnisqualität
jährliche Fortbildung für Mitarbeiter zum Thema sexuelle Bedürfnisse	Mitarbeiter erkennen natürliche Bedürfnisse und nehmen diese wertfrei wahr. Dokumentation in SIS oder Anamnesebogen	Paarbildung innerhalb der Einrichtung wird vom Pflegepersonal weder unterbunden noch gefördert (Ausnahme: Fremd- oder Selbstgefährdung liegt vor).
Gesprächsführung – Kommunikationstraining – Supervision (intern)	Angehörigen- und Mitarbeitergespräche zum Thema werden in individuell festgelegten Abständen durchgeführt und dokumentiert.	Bewohner und Angehörige fühlen sich sicher und verstanden, wenn es um sexuelle Bedürfnisse geht.
Besprechungswesen (intern)	Fallbesprechung/Pflegevisite (ggf. anlassbezogen)	Das Ehepaar M. wird täglich von 12.00 Uhr bis 16.00 Uhr nicht gestört und schließt sich in dieser Zeit ein.
jährlicher Bewohneredukationsplan	Es gibt Betreuungsangebote wie Männerfrühshoppen oder Frauenklönabende, erotische Literatur und pornografische Filme stehen zur Verfügung oder werden auf Wunsch besorgt.	Bewohner nehmen Angebote an und äußern weitere Wünsche zur Förderung der Selbstbestimmung im Alltag.
Individuelle und dem Pflegeplan angepasste Zielformulierung	Frau M. liegt häufig mit im Bett ihres Mannes und ist schon zweimal aus dem Bett gefallen.	Ein breiteres Bett wird benötigt und organisiert.

Ein weiterer Stolperstein bei der Beratung und Aufklärung ist der „richtige“ Wortlaut und das Erkunden von Bewohner- und auch Mitarbeiterbedürfnissen. Tabelle 4 zeigt eine Sammlung zum Auf- und Ausbau des Wortschatzes, der für die Beratung verwendet werden kann.

Tab. 4: Sammlung zum Auf- und Ausbau des Wortschatzes

Bedürfnisse	**Gefühle bei erfüllten Bedürfnissen**	**Gefühle bei unerfüllten Bedürfnissen**
■ Abwechslung, Aktivität, Akzeptanz, Austausch, Aufmerksamkeit, Autonomie ■ Bewegung, Beständigkeit, Bildung ■ Effektivität, Ehrlichkeit, Einfühlung, Entspannung, Entwicklung ■ Feiern, Freiheit, Freude/Spaß, Frieden ■ Geborgenheit, Gesundheit, Gemeinschaft, Glück ■ Harmonie ■ Identität, Initiative, Integrität, Inspiration, Intensität ■ Kultur, Kongruenz, Kontakt, Kraft, Kreativität ■ Lebensfreude, Liebe ■ Menschlichkeit, Mitgefühl ■ Nähe, Natur ■ Offenheit, Originalität, Ordnung ■ Respekt, Ruhe	■ abenteuerlustig, absorbiert, aktiv, angeregt, aufgeregt ■ behaglich, belebt, berührt, bewegt, dankbar ■ energievoll, enthusiastisch, erfüllt, erleichtert, erregt, erstaunt, erwartungsvoll ■ fasziniert, frei, freudig, friedlich, froh, fröhlich ■ gebannt, geborgen, gelassen, glücklich ■ heiter, hoffnungsvoll ■ interessiert, involviert ■ lebhaft, liebevoll, lustig ■ mitteilsam, munter, mutig ■ neugierig ■ optimistisch ■ ruhig ■ sanft, sicher, selig, sorglos, stolz ■ überglücklich, überrascht, überschwänglich, unbekümmert	■ Abscheu, abwesend, ängstlich, alarmiert, angespannt, angstvoll, apathisch ■ bekümmert, belastet, besorgt, bestürzt, betrübt, bitter ■ deprimiert, desinteressiert, durcheinander, düster ■ einsam, elend, entsetzt, enttäuscht, erschöpft, erschreckt ■ faul, furchtsam, frustriert ■ gehemmt, gelangweilt, gemein, gleichgültig ■ hilflos ■ irritiert ■ kalt, kleinmütig, konfus, krank, kribbelig, Kummer ■ lethargisch ■ matt, mutlos, melancholisch, müde ■ neidisch, nervös, niedergeschlagen

Tab. 4 (Fortsetzung): Sammlung zum Auf- und Ausbau des Wortschatzes

Bedürfnisse	Gefühle bei erfüllten Bedürfnissen	Gefühle bei unerfüllten Bedürfnissen
▪ Selbstbestimmung, Selbstverantwortung, Selbstverwirklichung, Sicherheit, Sinn, Schutz, Sexualität, Spiritualität, Struktur ▪ Unterstützung ▪ Verantwortung, Vertrauen, Verständigung, wahrgenommen werden, Wärme, Wertschätzung ▪ Zentriertheit, Zugehörigkeit	▪ vertrauensvoll ▪ wach ▪ zufrieden	▪ passiv, pessimistisch ▪ Scham, schlaff, schlecht, Schmerz, schwermütig ▪ träge, traurig ▪ ungeduldig, unruhig, unsicher, überlastet ▪ verdrossen, verloren, verwirrt, verzagt, verzweifelt ▪ widerwillig, wütend

Die Benennung von Gefühlen und Ermittlung der dahinter verborgenen unerfüllten Bedürfnisse kann mit Bewohnern und Mitarbeitern auch durch Bilder und Geschichten erarbeitet werden.

Zur Erarbeitung von „verborgenen Bedürfnissen“ eigenen sich Bücher wie das von Mies van Hout (2012): Heute bin ich. Aracari Verlag, Zürich oder ein Stimmungsflip: Pro Juventute (o. A.): Stimmungsflip. Pro Juventute, Zürich.

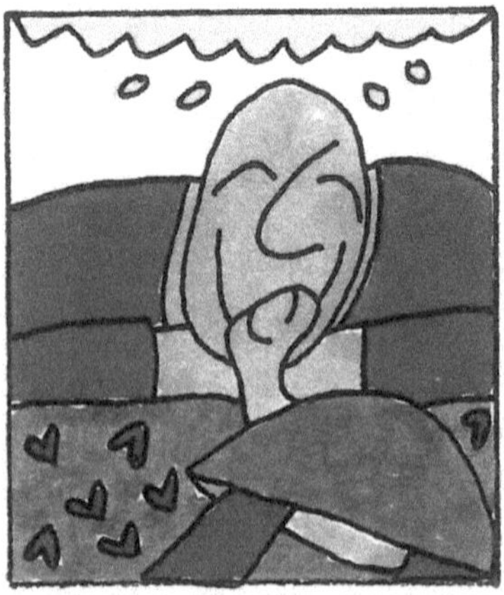

Die nötigen Kompetenzen können im Bereich Sexualität nur durch gezielte Fortbildung der Mitarbeiter erlangt werden. Als Einstieg und Anregung kann eine Weiterbildung unterstützen, Begriffe und Formulierungen in Gemeinschaft zu erlernen (Tab. 5a und b).

Eine ähnliche Veranstaltung wie in Tabelle 5a kann auch für nicht kognitiv eingeschränkte Bewohner angedacht werden.

Tab. 5a: Beispiel eines Seminartages für Mitarbeiter – Bedürfnisse erkunden und Formulierungen finden

Inhalte	▪ Was sind Bedürfnisse? ▪ Welche Gefühle stehen vor einem erfüllten oder auch unerfüllten Bedürfnis? ▪ Was hilft mir, meine Bedürfnisse zu erkennen? ▪ auf welche Weise erfülle ich meine Bedürfnisse? ▪ Was brauche ich zur Erfüllung meiner Bedürfnisse? ▪ Was ist wichtig – was ist dringlich? Was bekommt die größte Aufmerksamkeit? – Mit welcher Strategie kann ich meine Bedürfnisse erfüllen? – Welche Handlungen habe ich bisher zur Erfüllung dieser Bedürfnisse gezeigt und haben diese zur Bedürfnisbefriedigung beigetragen? ▪ Wie formuliere ich Bitten zur Erfüllung meiner Bedürfnisse?
Dauer	ein Tag: 8 UE von 45 Min – eine Stunde Mittagspause
Zielgruppe:	alle an der Pflege Beteiligten
Seminar (inhouse):	▪ Angebot wird separat auf Anfrage erstellt. ▪ In der Gebühr enthalten sind Ausbildungsunterlagen als PDF.
Verpflegung:	Tagungsgetränke, Mittagessen, Kaffeepausensnacks werden vom Veranstalter/Kunden gestellt.
Teilnahme-konditionen:	Stornierungskosten 50% bis vier Wochen vor dem festgelegten Termin.
Mindestteil-nehmeranzahl:	acht Mitarbeiter
Zertifikat:	Nach Ausbildungsteilnahme erhält jeder Teilnehmer ein Zertifikat.
Ziel des Seminars:	Die Teilnehmer bekommen einen anderen, wertfreien Blick auf die Thematik und erlernen den empathischen und wertschätzenden Umgang mit den natürlichen Bedürfnissen ihrer Bewohner/ Klienten. Die sensible Gesprächsführung mit Angehörigen wird in Gruppenarbeit geübt und gemeinsam reflektiert.

Tab. 5b: Beispiel eines Seminartages für Mitarbeiter – Sinn und Sinnlichkeit im Leben älterer Menschen

Inhalte	▪ Wie stehen wir zum Thema? ▪ Wie gehen wir mit Zärtlichkeit in der eigenen Partnerschaft um? ▪ Wie wurden wir in der Ausbildung auf den Umgang mit Sexualität vorbereitet? ▪ Ausgangssituationen in der Pflege beschreiben und analysieren. ▪ Bewusstsein schaffen, Wahlmöglichkeiten und Lösungen finden. ▪ Was ist eine Ethikkommission? ▪ Was können und dürfen Pflegekräfte den älteren Menschen für ein Angebot machen, wenn erotische Bedürfnisse geäußert werden? ▪ Was ist Sexualassistenz? ▪ Welche Haltung/Vision steht hinter dieser Arbeit? ▪ Für welche Bewohner/Klienten kommt Sexualassistenz infrage? ▪ Wie und wo finden die Sitzungen statt? Wie werden sie finanziert? Wie werden sie dokumentiert? Wie werden die Sitzungen vor- und nachbearbeitet? Wie wird gebucht? ▪ Welche Verantwortung haben die Mitarbeiter / die Einrichtung? ▪ Welche Rolle spielen Mitarbeiterinnen, Betreuer und Angehörige?
Dauer	ein Tag: 8 UE von 45 Min – eine Stunde Mittagspause
Zielgruppe:	alle an der Pflege Beteiligten
Seminar (inhouse):	▪ Angebot wird separat auf Anfrage erstellt. ▪ In der Gebühr enthalten sind Ausbildungsunterlagen als PDF.
Verpflegung:	Tagungsgetränke, Mittagessen, Kaffeepausensnacks werden vom Veranstalter/Kunden gestellt.
Teilnahmekonditionen:	Stornierungskosten 50% bis vier Wochen vor dem festgelegten Termin.
Mindestteilnehmeranzahl:	acht Mitarbeiter
Zertifikat:	Nach Ausbildungsteilnahme erhält jeder Teilnehmer ein Zertifikat.

Tab. 5b (Fortsetzung): Beispiel eines Seminartages für Mitarbeiter – Sinn und Sinnlichkeit im Leben älterer Menschen

Ziel des Seminars:	Die Teilnehmer bekommen einen anderen, wertfreien Blick auf die Thematik und erlernen den empathischen und wertschätzenden Umgang mit den natürlichen Bedürfnissen ihrer Bewohner/ Klienten. Die sensible Gesprächsführung mit Angehörigen wird in Gruppenarbeit geübt und gemeinsam reflektiert.

Genau wie der Fortbildungsplan für Mitarbeiter, können und sollen auch sämtliche Maßnahmen zur Bewohneredukation jährlich überprüft und aktualisiert werden.

Grundsätzlich sollte davon ausgegangen werden, dass sexuelles Interesse bei jedem Menschen vorhanden ist.

Das fängt bei erotischen Träumen an und reicht bis zum Wunsch nach dem Geschlechtsakt. Die Fähigkeit, sich dieses Interesse einzugestehen, ist wiederum immer als Ressource und „Gegenmittel" der sozialen Isolation anzusehen. Meist arrangiert man sich mit der Situation, der Bewohner resigniert folglich, weil er keine Möglichkeit zur Realisierung seines Wunsches nach körperlicher Nähe erkennt.

Um sich in der Einrichtung auf Bewohneredukation, also die (Aus-)Bildung der eigenen Managementfähigkeiten, innerhalb der neuen Umgebung einzustellen, lohnt es sich, auf alle internen und externen Mitarbeiter zu schauen und zu überlegen, wer von ihnen die Umsetzung unterstützen kann. Ein wichtiger Bestandteil ist auch das Erkennen und die Ein- oder Zuordnung der einzelnen Teamkollegen in ihre eigene Teamrolle. Bestenfalls weisen sich diese „ihre" Rolle im Team selbst zu. Das heißt:

- Wer ist Leiter, wer ist Ideengeber?
  - Pflegerin Sonja: Wir könnten doch mal einen Abend zum Thema Sinnlichkeit bei uns veranstalten – wir geben das Thema vor und bei einem Glas Sekt oder Bier regen wir die Bewohner zur Diskussion untereinander an.
- Wer ist Vernetzer?
  - Pflegerin Petra: Gute Idee, das schlage ich morgen bei unserer Sitzung dem Heimbeirat und unserer PDL vor.
- Wer ist Umsetzer?
  - Pflegerin Susanne: Die Veranstaltung könnte am frühen Abend am Gründonnerstag im Beschäftigungsraum stattfinden.

- Wer ist Teamarbeiter?
  - Pfleger Thomas: Ich bin dabei!
- Und wer ist der Vollender?
  - Bereichsleitung Karin: Klasse und danke für neue Inspiration. Wenn wir die Zustimmung aller eingeholt haben, bringen wir die Planung in die konkrete Umsetzung. So brauchen wir noch den Moderator des Abends – wer in der Gruppe hat Lust?

Teambildung ist eine der größten Herausforderungen in der Pflege. Kontrolle ist gut – Vertrauen ist besser! Gerade in einem sensiblen Bereich wie der Pflege braucht es die empathische Kommunikation. Diese vertrauensvolle Basis soll jedoch ebenso institutionell zielführend ausgerichtet sein und ist somit vorrangig eine Führungsaufgabe. Sich im Team zu entwickeln bringt Spaß und kann unter anderem zu folgendem Ergebnis führen:

Beispiel-Leitbild

Wir suchen in unserer Einrichtung nach Sinn und sehen Sinnlichkeit.

- Wir möchten unseren Bewohnern ein Zuhause geben, denn sie wohnen hier. Jeder Einzelne von ihnen hat große Lebenserfahrung, von der wir alle profitieren können und wollen.
- Wir wollen für die Unterstützung Sorge tragen, die es braucht, um in den Themenfeldern des Lebens das höchste Maß an Selbstbestimmung sicherstellen zu können. Dies ist fest im Leitbild und der Konzeption des Hauses verankert.
- Dies kann nur durch Ihre Vision, Ihre Erwartung von dem Leben hier in unserem Hause gelingen. Teilen Sie sich uns mit und gemeinsam gestalteten wir unser Miteinander in Vielfalt und Verschiedenheit.
- Nur so können wir uns stetig weiterentwickeln und uns neuen Entwicklungen öffnen und stellen.
- So nehmen wir auch das in unserem Grundgesetz verankerte Recht auf selbstbestimmte Sexualität sehr ernst und richten unser Handeln danach aus, denn es ist ein zutiefst menschliches Grundbedürfnis.
- Wir alle sind auch sinnliche Wesen, mit dem Wunsch nach einer sinnlich-ansprechenden Umgebung. Hierzu zählen wir ebenfalls lustvoll-erotische Aspekte und wünschen uns Ihre aktive Beteiligung daran.
- Wir haben eine positive Einstellung zu Sexualität jeden Alters und Geschlechts, wir erkennen darin die damit einhergehende Lebensfreude.

- Wir verstehen den Wunsch nach Ruhe und Intimität und bieten Ihnen feste Zeiten des Ungestörtseins an.
- Unsere Teams reflektieren die eigene Haltung zu Erotik und Sinnlichkeit, um eine professionelle und offene Gesprächskultur anbieten zu können.
- Unsere Mitarbeiter werden stets weitergebildet und können auch mit Ihren erotischen Bedürfnissen konstruktiv umgehen.

Wünschen Sie eine Empfehlung zu Themen wie Einzelberatung, Gesprächsrunden, Literatur, Zeitschriften, Hilfsmitteln, Pflege-Doppelbett oder Sexualassistenz, scheuen Sie sich nicht, eine Pflegeperson Ihres Vertrauens darauf anzusprechen.

So ein Leitbild als Aushang kann auch Angehörige zum Gespräch ermuntern, denn meist sind auch ihnen zum einen die Bedürfnisse und zum anderen auffällige Verhaltensweisen des Bewohners durchaus bewusst. Aussagen zum ungewöhnlichen Verhalten des Bewohners können sein: „Was ist bloß mit ihr/ihm los? – So kenne ich meine Mutter/meinen Vater nicht." Es kommt zur Fremdscham und der damit verbundenen Sorge, dass vom Pflegepersonal vielleicht Rückschlüsse auf das eigene Verhalten in Bezug auf Sexualität gezogen werden könnten. Diese Angst äußert sich nach außen oft in Form von Entrüstung, fehlender Gesprächsbereitschaft oder Rückzug. Die Herausforderung in der Kommunikation ist auch hier sehr vielschichtig und muss so erkannt und differenziert gesehen werden.

6 Wertschätzende Kommunikation und Teilhabe

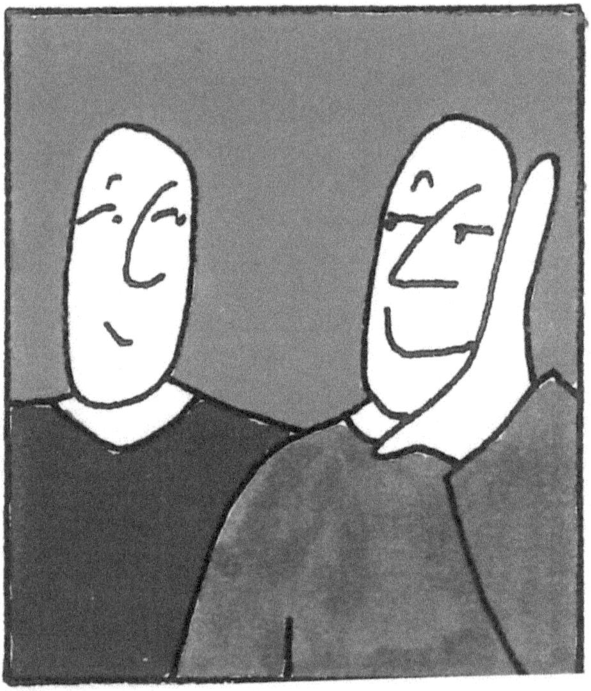

Was trennt, was verbindet?

In sozialen Gruppen wird die Individualität des Einzelnen deutlich. Unsere Unterschiedlichkeit macht das Verständnis füreinander nicht immer einfach. Verschiedene Kommunikationsmodelle können das „Miteinander-Sprechen" erleichtern. Sie zu kennen und anzuwenden, bringt uns nicht nur persönlich weiter. Durch eine Veränderung der individuellen Sichtweisen kann Verständnis für das Gegenüber erreicht werden, denn unser Handeln wird stets von unseren Normen und Wertvorstellungen bestimmt. Marshall Rosenberg entwickelte das *Modell der gewaltfreien Kommunikation*. Wir stellen hier die vier Schritte der gewaltfreien Kommunikation kurz vor:

a. weitestgehend *sachliche Situationsbeschreibung* – Herr B. sagt heute zu mir bei der Grundpflege: „Mir gefallen Ihre großen Brüste sehr, darf ich sie mal anfassen?"
b. Welches *Gefühl* kommt auf (ohne Vorwurf)? – Ich bin beschämt, werde wütend und unsicher.
c. Was für ein *Bedürfnis* verbirgt sich dahinter? Was brauche ich? – Mein Bedürfnis nach Sicherheit und Abgrenzung ist in dieser Situation nicht erfüllt.
d. Welche *Bitte* richte ich daraufhin an den anderen (konkret und handlungsorientiert, keine Forderung)? – „Herr B., wenn Sie so etwas zu mir sagen, fühle ich mich nicht geschmeichelt, sondern werde in meiner Funktion als Pflegekraft unsicher, weil Sie meine persönliche Grenze damit überschreiten. Ich bitte Sie daher, diese Art von Blicken und Bemerkungen zu unterlassen. Ist Ihnen das möglich? Andernfalls würde ich einen Kollegen bitte, Ihre Grundpflege zu übernehmen.

Rosenberg fasst die vier Schritte der GFK in folgendem Satz zusammen:

> *„Wenn ich a sehe, dann fühle ich b, weil ich c brauche. Deshalb möchte ich jetzt gerne d" (Rosenberg 2009, 25).*

a = Beobachtung; b = Gefühl; c = Bedürfnis; d = Bitte

Trennende Kommunikation ist geprägt von Urteilen („So ist das"), Forderungen, moralischen Urteilen („Du bist …") und Analysen („Dein Problem ist, dass du …")

Dadurch wird Abwehr, Widerstand und eine Verteidigungshaltung erzeugt. Wir bewirken ein Handeln des Anderen, das von Schuld, Scham oder Angst motiviert ist. Differenzen machen noch keinen Konflikt.

Wir unterscheiden Differenzen im Denken, Fühlen und Wollen! Wer behauptet, er habe keine Differenzen mit jemandem, ist konfliktscheu. Wenn es gelingt, hinter den möglicherweise trennenden Worten einer Person, die eigentliche Botschaft (Gefühle, Bedürfnisse, Bitten) empathisch und einfühlsam zu hören, ist die Bereitschaft da, auf diese Person zuzugehen. Durch Empathie und Mitgefühl schaffen wir eine verbindende Kommunikation.

DEFINITION

Eine **Beobachtung** gleicht einer Situations- oder Handlungsbeschreibung, ohne sie mit einer Bewertung zu versehen oder gar zu interpretieren. Sie sollte objektiv, also sachlich dargestellt werden (z.B. wertend: „Sie kommen immer zu spät" oder sachlich: „In dieser Woche sind Sie dreimal um 8.15 h erschienen"). Es gilt die Bewertung von der Beobachtung zu trennen, sodass das Gegenüber Klarheit erhält, auf welche konkrete Handlung man sich bezieht. Die Beobachtung löst ein **Gefühl** aus, das im Körper wahrnehmbar ist und mit einem Bedürfnis, wie Freiheit, Sicherheit oder Sinn in Verbindung steht. Positive Gefühle, wie Glück sorgen für verbindende und negative Gefühle, wie Trauer für trennende Kommunikation und sind ein Ausdruck für erfüllte bzw. unerfüllte **Bedürfnisse**. Der empathische Kontakt entsteht durch das Erkennen der Bedürfnisse, denn sie sind der Schlüssel zum Kompromiss und damit der Auflösung des Konfliktes. Ein Kompromiss basiert auf unterschiedlichen Handlungsstrategien, die für alle Beteiligten passen müssen. Die konkrete Handlung wird in Form von einer **Bitte** im Hier und Jetzt formuliert. Bitten sind leichter als Forderungen zu erfüllen, da sie auf Freiwilligkeit basieren.

Gefühle werden von Rosenberg (2009) wie folgt definiert:

- Gefühlswörter drücken eine emotionale Befindlichkeit aus.
- Gefühle weisen auf erfüllte und unerfüllte Bedürfnisse hin.
- Gefühle sind von Handlungen unabhängig.
- Gefühle sind im ständigen Wandel.
- Gefühle werden durch Denken ausgelöst.

Bedürfnisse werden von Max-Neef et al. (1986) wie folgt definiert:

- Sein (Qualitäten)
- Haben (Dinge)
- Tun (Handlungen)
- Interaktion (Rahmen)

Existenz, Schutz, Zuneigung, Begreifen, Teilhabe, Entspannung, schöpferisches Tun, Identität und *Freiheit* sind fundamentale menschliche Bedürfnisse aller Kulturen.

Bitten werden von Rosenberg (2009) als Strategien bezeichnet, die Bedürfnisse im Jetzt erfüllen können. Eine Bitte …

- … ist positiv formuliert,
- … ist erfüllbar für den anderen,
- … beruht auf Freiwilligkeit,
- … lässt dem Gegenüber die Wahl, Nein zu sagen und
- … wird eher erhört, wenn wir unsere dazugehörigen Gefühle und Bedürfnisse mitteilen.

Denn in Zukunft wird sich die Pflege noch mehr konfrontiert sehen mit Situationen wie:

- Selbstbefriedigung/Masturbation als Ressource.
- Paarbeziehungen, die in der Einrichtungen entstehen.
- Angehörigen, welche diese Paarbeziehungen unterbinden wollen.
- Paarbeziehungen, in denen einer will, der andere nicht.
- GLBTI-Personen (gay, lesbisch, bisexuell, transsexuell oder intersexuell).

Altern zieht nicht notwendigerweise ein Nachlassen sexueller Gefühle nach sich, denn der Mensch ist ein sexuelles Wesen über die gesamte Lebensspanne hinweg und zumindest als gesellschaftlicher Auftrag ist es Sache der Pflegenden, sich zum Anwalt der zu Pflegenden zu machen und für die Einhaltung der Grundgesetze einzutreten (Meudt 2006, 13). Demenzexperte Michael Schmieder (www.sonnenweid.ch, 16.05.2018) aus der Schweiz benennt es im persönlichen Gespräch sehr treffend: „Wir sind als beruflich Pflegende nicht verantwortlich für die Liebesbeziehungen unserer zu Pflegenden."

Das Zusammenleben von Bewohnern, die Interaktion der Angehörigen, das Zusammenspiel der Pflegekräfte in ihrem täglichen Arbeitsalltag und schließlich auch das Verhältnis von Verantwortlichen und Personal bedarf der Organisation, Lenkung und Leitung. Jedem sind Gefühle, wie Anspannung, starke Abneigung in Verbindung mit Widerwillen oder gezielter heftiger Ärger vertraut. Sie scheinen uns manchmal sogar zu beherrschen. Auch Angst als bedrohliches Grundgefühl geht mit Besorgnis und Erregung einher. Daher ist es so wichtig, sich ständig bewusst zu machen, dass wir nicht aus unseren Gefühlen bestehen. Diese kommen und gehen und sind nur ein Teil von uns. Einsamkeit ist die Empfindung, getrennt oder abgeschieden zu sein, und zeigt sich als Trauergefühl. Diese Emotionen berühren und bewegen uns alle. Zufrieden sind wir dann, wenn wir nicht mehr verlangen, als wir haben. Der Grund für fehlende Gesprächskultur ist meist Scham! Dabei ist Scham zutiefst menschlich und hält die Gesellschaft zusammen. Starke Schamgefühle führen jedoch auch zu starken Missempfindungen, wie „nicht richtig sein" und dadurch nicht in Gemeinschaft zu bestehen zu können. Psychosoziale Faktoren wie Ängste, Schuldgefühle oder ein Nähe-Distanz-Problem, auch im Zusammenhang mit Erkrankungen wie Demenz, führen zu erschwerten Bedingungen in der Kommunikation. Auch Mehrfachstigmatisierungen wie sexuelle Orientierung, Gefängnisaufenthalt, Drogengebrauch, Migrationshintergrund, Sexarbeit oder andere Vorurteile und Ängste bei Infektionserkrankungen führen oft unbewusst zu gestörter Kommunikation. Diese subtilen Spannungszustände können sich zuspitzen und den Austausch mit Bewohnern und Angehörigen unmöglich machen. Beziehungsstörungen entstehen durch:

- Grenzüberschreitung, meist in intimen Pflegesituationen.
- Übergriffe auf „kognitiv" eingeschränkte Mitbewohner.
- Störung bei sexuellen Handlungen wie Masturbation.
- Verhaltensweisen aufgrund demenzieller Veränderungen, wie Anschreien, Beschimpfen, Schlagen, Kratzen, Treten, Jammern, Rufen, Umherwandern, Weglaufen, Nichtstun, nicht sprechen oder sexuelle Enthemmung.

Nachts oder tagsüber nicht schlafen zu können, ist wie Folter für den Betroffenen, Menschen mit Demenz brauchen ständig Rückmeldung in Form von Berührung und Bewegung des eigenen Körpers, um sich spüren zu können. Um die daraus resultierende Sicherheit und Orientierung zu bekommen, wandeln sie häufig umher und fallen meist nur kurz in einen Erschöpfungsschlaf, aus dem sie dann mit großer Unsicherheit und Desorientierung erschrocken hochschrecken. Dieser chronische Schlafmangel beansprucht den Betroffenen in höchstem Maße. Alltägliche Reize sollten vom Bewohner situativ und in seiner Zeit angemessen verarbeitet werden können.

Um diesen Beziehungsstörungen aktiv entgegenzuwirken zu können, muss, wenn möglich, eine potenzielle Bereitschaft dazu vorhanden sein. Wird die Störung einmal klar benannt, lässt sich schnell feststellen, wie interessiert die Beteiligten an einer Konfliktlösung sind.

Gefühle benennen und bestätigen kann man als Pflegekraft auf unterschiedliche Weise:

- Humorvoll – „Ob blond, ob schwarz, ob braun – Sie lieben alle Frau'n ..."
- Verständnisvoll – „Ja, wir alle brauchen Liebe und Zuneigung."
- Mutig – „Sie sind sehr leidenschaftlich, ich in meiner Funktion stehe für diese Art Zuwendung jedoch nicht zur Verfügung. Wenn Sie über Ihr Bedürfnis sprechen möchten, kann ich oder auch einer meiner Kollegen Ihnen gern beratend zur Seite stehen. Vielleicht machen Sie sich ein paar Gedanken, was Sie sich wünschen, und wir werden Sie gern unterstützen."

Gehen Sie für nonverbale Kommunikation in den Körperkontakt, nehmen Sie die Hand und achten dabei darauf, dass Sie selbst geschützt sind. Signalisieren Sie das Nein mit Ihren Augen.

Fühlt sich die Pflegekraft zum Lustobjekt degradiert, ist die Pflegebeziehung meist nachhaltig gestört und es bietet sich ein Personalwechsel zum Schutz des Bewohners vor emotionalen Reaktionen an.

Pflege ist keine Mission oder Berufung, die man einfach mal so macht. Lücken in Umgang und Kommunikation werden nicht durch ein unübersichtliches und nicht institutionell wirksames Bildungsangebot geschlossen. Dennoch brauchen Pflegende gezielte Motivation, Unterstützung und ggf. Supervision von außen. Welche Bewältigungsstrategien stehen Pflegekräften und Angehörigen zur Verfügung, wenn bei frontotemporaler Demenz der Dirigent (Frontallappen) des Gehirns die Arbeit zeitweise oder ganz einstellt? Es gibt Möglichkeiten wie Selbsthilfegruppen, internetbasierte und/oder telefonische Unterstützungsangebote für Pflegende mit und ohne fachlichen Hintergrund. In Gesprächskreisen von Betroffenen können unterschiedliche Handlungsstrategien wie z. B. finanzielle Förderung, Tagespflegeangebote oder Verhinderungspflege an- und eingefordert werden. Professionell Pflegende dürfen konkrete Unterstützung sowohl im Team als auch bei der Leitung einfordern. Vielleicht ist auch ein Gespräch mit dem Hausarzt oder ein Präventionsangebot der Berufsgenossenschaft oder der Krankenkasse die zielführende Hilfestellung. Leider werden diese Angebote noch zu wenig genutzt, denn die Bereitschaft dazu schwindet schnell aus Überforderung, Frustration oder Scham.

Somit sind Pflegekräfte und Angehörige immer wieder zur Selbstreflexion und Innenschau angehalten, um Abweichungen vom „normalen" Verhalten durch einen Perspektivwechsel professionell begegnen zu können. Die dann entstehende persönliche Distanz befähigt zur empathischen Begegnung im Alltag und der adäquaten, hilfreichen und unterstützenden Beratung von Kollegen, Bewohnern und Angehörigen.

> **!** Ich überprüfe meine tägliche Arbeit täglich neu und leiste so viel Unterstützung wie nötig, aber auch so wenig wie möglich, um die eigenen Kompetenzen des Bewohners zu erhalten.

7 Religion und Weltanschauung

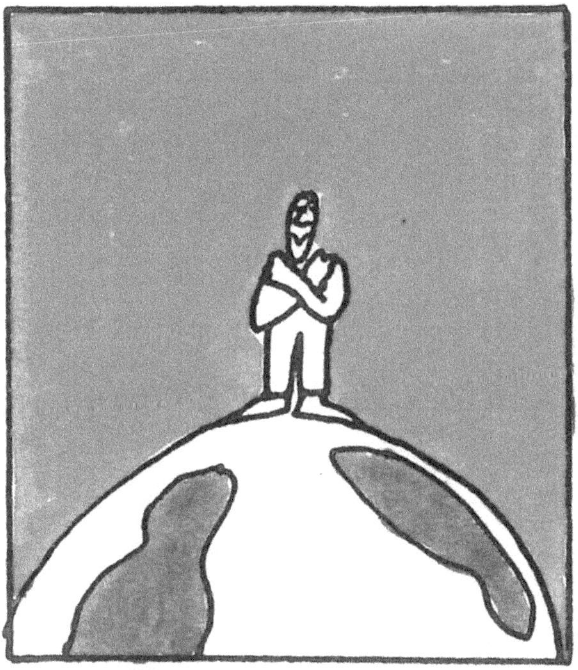

Andere Länder, andere Sitten:
die gleiche Sehnsucht

> *„Nur zu oft sehen wir die Menschen nicht, wie sie sind, sondern wie wir sind“ (de Mello 2013, 167).*

Wussten Sie, dass in Indien, Dubai, Indonesien, Malaysia und auch Russland Küssen in der Öffentlichkeit nicht erlaubt, ja sogar verboten ist?

Bekannt ist, dass jeder pflege- und hilfebedürftige Mensch das Recht hat, entsprechend seiner Weltanschauung zu leben und seine Religion auszuüben. Interkulturelle Pflegekompetenz ist für den Einzelnen nur schwer erlernbar und sollte im gesamten Team erlangt werden. Die unterschiedlichen Gesellschaftsstrukturen sind von Kultur und Religion geprägt. Der Schamkultur des asiatischen oder osteuropäischen Raums steht die Schuldkultur des Westens gegenüber und jene haben ganz andere Auslöser für Gefühle und Grenzen, welche uns unter Umständen als schwer nachvollziehbar und unverständlich erscheinen.

Werte als frühe Prägung und die daraus resultierenden Überzeugungen sind der Schlüssel zu einem erfüllten Leben und bestimmen unser Verhalten. Sie können jedoch auch, im Gegensatz zu unseren Bedürfnissen, bewusst und gezielt verändert werden. Die Einstellungen zu bestimmten Verhaltensweisen und Erfahrungen sind der zentrale Ansatzpunkt für Interventionen. Und doch ist der Berührungsreiz in beinahe allen Kulturen ein wichtiger Auslöser für sexuelle Stimulation. Zur Wahrung der Integrität (Treue zu sich selbst) und mit dem Recht auf Respekt sollten wir – nicht nur im Pflegealltag – stets versuchen, die wesentlichen Informationen zu filtern, zu verstehen und nicht vor dem Hintergrund der eigenen Werte zu beurteilen. Damit bleiben in jeder Kultur frühe Prägungen der Paarbeziehungen wirksam, auch wenn stille Übereinkünfte in der Partnerschaft durch eine Erkrankung nicht mehr aufrechterhalten werden können. Tabuisierte Verhaltensweisen des Ehegatten können auch durch den zugrundeliegenden Glauben zu tiefen Schuldgefühlen auf beiden Seiten führen. Die Paarbeziehung verarmt, die Pflegebeziehung steht nun im Rahmen des Generationenvertrages im Vordergrund und lässt keinen Raum mehr für sinnliches Erleben. Während Frauen meist schon früher im eigenen Leben in sozialen Kontexten in Pflegebeziehungen eingebunden wurden, beginnen Männer erst eher hochaltrig mit der Pflege der Ehefrau oder geben diese Aufgabe an die erwachsenen Töchter ab. Sie wissen somit oft nicht um die Vielschichtigkeit dieser Aufgabe. Kommunikation muss auf allen Ebenen und in alle Richtungen neu definiert werden. Das gesprochene Wort (verbal), dessen Betonung (paraverbal) und die Körpersprache (nonverbal) von Pflegenden sollten eine Einheit bilden, welche Offenheit vermittelt und vorurteilsfrei ist. Sinnliche Ausdrucksmöglichkeiten sind darin meist nicht enthalten – leider.

Um kulturelle und religiöse Werte berücksichtigen zu können, brauchen wir Informationen über den zu Pflegenden. Diese Mitteilungen über bestimmte Umgangsformen, Rituale oder religiöse Handlungen werden regelhaft und individuell in der Biografiearbeit erfragt und dokumentiert. Sie geben uns Hinweise auf Werte und Normen auch in Bezug auf gelebte Sexualität bzw. die sexuelle Sozialisation des Bewohners und müssen zwingend berücksichtigt werden, um ihn nicht in seinem Glauben und seiner Position zu verunsichern oder gar zu verärgern. Unterstützung kann nur gelingen, wenn die Mitarbeiter ein fundiertes und umfangreiches Wissen zu den unterschiedlichen Glaubensrichtungen vorweisen können und damit den Ängsten und diesbezüglichen Sorgen rücksichtsvoll und wertfrei entgegentreten können. Diese Empathie ist der Hilfestellung beim Beten, Fasten oder religiösen Waschungen gleichzusetzen. Jeder Glaube hat seine eigene Meinung. Doch sollte man die erzieherische Wirkung und Manifestation dieser Glaubensätze keinesfalls unterschätzen. Unterscheiden wir Religionen wie Christentum, Islam, Judentum, Hinduismus, Buddhismus, die neuapostolische Kirche, die Zeugen Jehovas und die Scientology, werden verschiedene Wertvorstellungen durch Prägung deutlich. Während die Christen und Juden den Spaß am Sex als Geschenk der Liebe und Mittel zur Zeugung von Kindern sehen, haben im Islam respektvoller Umgang von Mann und Frau eine hohe Priorität. Doch im Koran ist eine Strafe für Seitensprünge und gleichgeschlechtliche Beziehungen vorgesehen. Sex vor der Ehe und auch Seitensprünge sind bei Juden und Katholiken ebenfalls verboten.

Im Buddhismus ist alles erlaubt, was niemandem schadet. Doch freie Liebe und dadurch entstehende negative Gefühle, wie Eifersucht schaden unter Umständen Partner und Kindern. Sowohl die apostolische Kirche und die Zeugen Jehovas als auch die Scientologen sehen Sexualität als notwendig für die Familiengründung an. Sie ist daher nur in der Ehe möglich, um Fortpflanzung sicherzustellen, und darf nicht nach außen gezeigt werden. Hindus fürchten, dass Homosexualität oder Betrug für ein schlechtes Karma in folgenden Leben sorgen und verstehen gleichgeschlechtliche Sexualität daher als Sünde.

Der unterschiedliche Zweck, den Sexualität in verschiedenen Kulturen und Religionen erfüllt, prägt auch den Umgang mit dem Bedürfnis im Alter. Und doch ist jedem das Gefühl des Verliebtseins bekannt und dieses Sich-hingezogen-Fühlen zu einem anderen Menschen bereitet uns Wohlbefinden und Wonne. Zeiten ändern sich, doch Gefühle bleiben und richten sich weder nach Geschlecht noch Alter. Gefühle kommen und gehen, die Liebe, die Freude, aber auch die Hilflosigkeit und Trauer. Die Sehnsucht nach Verbindung und Kontakt eint uns in jeder Kultur und Religion. Und doch hemmen uns Schuld und Scham („Das gehört sich in dem Alter nicht mehr“ oder „Das darf nicht sein“) vor der Auseinandersetzung mit der Einsamkeit. Was, wenn erwachsene Kinder plötzlich aufbegehren gegen das vermeintlich unzüchtige Verhalten der eigenen Eltern? Schließlich wurden sie genau von jenen zu Treue und Familie erzogen und darauf geprägt. Das Gebot „Bis das der Tod Euch scheidet" soll dann gern noch weit darüber hinaus und auch jenseits einer demenziellen Erkrankung gelten. Ist somit aufgrund ganz menschlicher Unterschiede in Gesinnung und Normvorstellungen ein standardisierter Umgang mit sexuellen Bedürfnissen überhaupt möglich?

Unsere diesbezügliche Wahrnehmung ist stets durch unseren Glauben gefärbt. Groß ist die Sorge kirchlicher, gemeinnütziger, öffentlicher und privater Träger, dass die Öffentlichkeit oder Angehörige falsche Schlüsse aus einem professionalisierten Umgang mit erotischen Wünschen älterer Menschen zieht. Die anerzogene Weltanschauung hat Folgen – und Angehörige nehmen zurzeit noch großen Einfluss. Sie wollen den zu Pflegenden gern wohlbehütet und versorgt, aber eher nicht verliebt oder sexuell bedürftig sehen. Womöglich unterstützt oder fördert das Personal sogar neue Beziehungen innerhalb der Einrichtung. Dieser Eindruck soll keinesfalls vermittelt werden und das, obwohl Mitarbeiter nicht verantwortlich für emotionale oder sexuelle Verbindungen ihrer Bewohner (beiderseitige Freiwilligkeit vorausgesetzt) sind.

Ist es da hilfreich oder eher störend, den Institutionen noch mehr Struktur in Sachen Vorgehensweise geben zu wollen? Folgende Punkte sind im Leitbild nötig:

1. Wenn Sie Rituale oder religiöse Handlungen (wie z.B. Beten, Fasten, Waschungen) ausüben möchten, soll Ihnen die dazu erforderliche Hilfestellung zukommen.
2. Wir orientieren uns an den von Ihnen formulierten Werten und Vorstellungen.
3. Wir nehmen Ihre elementaren Lebensfragen und Lebensängste sehr ernst.
4. Entsprechend Ihren Wünschen soll eine Geistliche/ein Geistlicher oder eine Person mit seelsorgerlichen Fähigkeiten hinzugezogen werden.
5. Auch wenn Sie eine Weltanschauung vertreten, die von Personen, die Sie unterstützen, nicht geteilt wird, können Sie erwarten, dass Ihnen mit Respekt begegnet wird.
6. Jeder Kulturkreis/jede Religion hat seinen/ihren Umgang mit den Themen Sexualität, Intimität, Sinnlichkeit festgelegt. Sie teilen uns Ihre persönlichen Verbote und Gebote mit.
7. Sie sprechen mit uns über die Bedeutung des Alterns in Ihrer Kultur.

Trauer in anderen Kulturen:

Die Sinti aus der Gruppe der Roma haben von jeher unterschiedliche Religionen mit hohem Wert von Traditionen und Bräuchen. Einer ihrer Anführer wurde mit Lungenversagen ins Krankenhaus eingewiesen und musste beatmet werden. Obwohl nur engste Angehörige Zutritt zur Intensivstation hatten, war rund um die Uhr jemand zugegen. Sie alle waren Verwandte und der Grad war für sie völlig unerheblich. Zusätzlich hatten sie innerhalb kürzester Zeit den ganzen Stamm in Zelten das KH-Gelände beziehen lassen. Der Polizei gelang es nicht, die Menschen hiervon abzubringen. Den betreuenden Ärzten boten die Angehörigen ihr ganzes Geld, wenn es gelänge, ihn zu heilen. Als er innerhalb von zwei Tagen auf der Intensivstation an einer atypischen Pneumonie verstarb, kamen sie in großen Gruppen an sein Bett, um ihn lauthals zu betrauern. Es wurde gesungen, geweint und Stunden um sein Bett getanzt. Niemandem gelang es, diese Rituale zu unterbrechen. Damit nicht genug, denn wir alle staunten, als sie den Mann in ein Laken gewickelt aus dem Bett hoben und ihn mitnahmen. Einfach so. Das Lager der Sinti war innerhalb einer Stunde abgebaut und verschwunden. Auch die Polizei, die seit dem Bezug des Geländes zugegen war, schritt nicht ein. Fraglich ist, ob die Entführung des Toten strafrechtlich verfolgt werden sollte. Weder Ärzte noch Personal hatten den Mut, die Sinti aufzuhalten – zu entschlossen schienen sie in ihrer Vorgehensweise.

Trotz entgegengesetzter Vorhersagen lässt der gesteigerte Heimplatzbedarf für Menschen mit Migrationshintergrund auf sich warten. Daraus lassen sich jedoch keinerlei Rückschlüsse auf deren Pflegebedürftigkeit ziehen. Ist es doch viel eher so, dass die verhaltene Inanspruchnahme von gesetzlichen Pflegeleistungen in dem vorhandenen hohen familialen Solidarpotenzial begründet ist. So besteht bei vielen Migrantengruppen der ausgeprägte Wunsch, innerhalb der Familie gepflegt zu werden. Diese überdurchschnittlich hohe Pflegebereitschaft der Angehörigen wird durch eine meist schlechte Einkommenssituation noch verstärkt. Dies trägt dazu bei, dass pflegebedürftige Migranten, wenn überhaupt, den Geldleistungen der Pflegeversicherung den Vorrang geben, da auf familiäre Unterstützung gesetzt und kein Heimaufenthalt gewünscht wird. Das kann sich in Zukunft ändern, wenn die familiären Unterstützungspotenziale nicht mehr im heutigen Umfang zur Verfügung stehen. Mit einem Anstieg des Bedarfs an professioneller Hilfe ist zu rechnen. Diese Bevölkerungsgruppe wird für Fragen in Bezug auf das Themenfeld Pflege immer bedeutender.

Meist wird die Pflege von den Angehörigen erbracht und kultursensible Pflegedienste sind in den Großstädten keine Seltenheit mehr. Sie bringen Hintergrund und vor allem entsprechende Sprachkenntnisse mit. Doch was bedeutet das für die erotische Bedürfnisse des zu Pflegenden?

BEISPIEL

Würde ich von meinem Sohn zu Hause gepflegt, fiele es mir sehr schwer mich mitzuteilen. Wahrscheinlich würde er nichts über meine Sehnsucht nach Zärtlichkeit und Streicheleinheiten erfahren. Doch aufgrund meiner sexuellen Sozialisation traue ich mich vielleicht mit einer Pflegekraft, welche nichts von unserem Familiensystem weiß, darüber zu sprechen. Es ist davon auszugehen, dass Menschen mit z.B. islamischen Hintergrund sich diese Erlaubnis selbst gar nicht geben und vielleicht dahingehend auch gar kein Leidensdruck entsteht. Eine Be- oder Verurteilung steht den Pflegenden nicht zu. Der Wunsch nach Berührung kann sich dann in Gesten äußern, wie langes Halten der Hand oder auffällig häufiges Anfassen. Dieses Verhalten muss jedoch keinerlei erotischen Hintergrund haben.

8 Palliative Begleitung

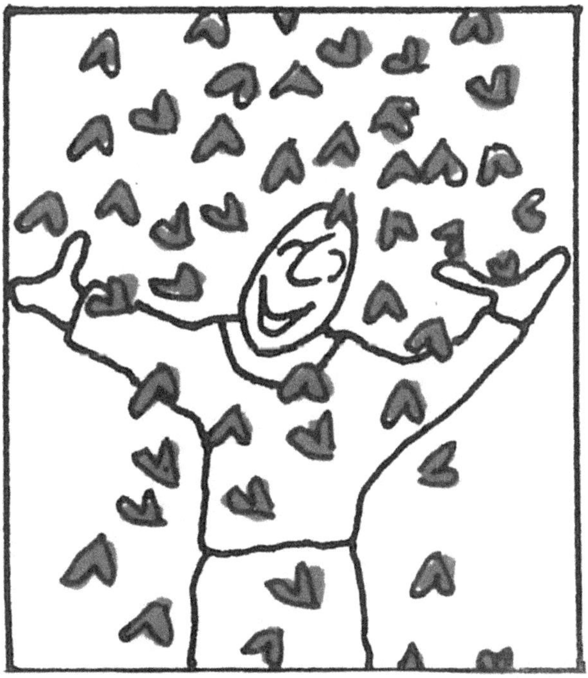

Wenn der letzte Wunsch uns ungewöhnlich erscheint

BEISPIEL

Herr P. (52 Jahre) wurde nach seiner Krebsdiagnose zeitnah von seiner Partnerin verlassen: „Ich fühle mich dem, was da kommt nicht gewachsen – es tut mir leid." Gemeinsam mit dem Psychoonkologen gelang es ihm, langsam den Blick nach vorn zu richten. Er versuchte, sich trotz schwierigster Bedingungen darauf zu konzentrieren, was ihm gut tut, was er braucht und was er (noch) will. „Ich brauche eine Frau!", sagt er fast überstürzt zur Palliativpflegekraft. „Das verstehe ich gut, Herr P. Für uns ist das nicht ungewöhnlich und ich freue mich, dass Sie den Mut haben, Ihr Bedürfnis offen anzusprechen. Ich sehe das als Vertrauensbeweis. Gern mache ich mir Gedanken, wie wir Ihrem Wunsch entsprechen können. Wollen wir morgen um die Mittagszeit noch mal darüber sprechen? Vielleicht überlegen auch Sie noch einmal, welchen Weg wir einschlagen können." Auch wenn der Allgemeinzustand von Herrn P. nicht darauf hindeutet, dass sexuelle Handlungen rein körperlich noch möglich sind, ist seine Äußerung als Ressource anzusehen. Er ist in der Lage, zu spüren, was ihm gut täte und dies auch anzusprechen. Die Mitarbeiter können nun mit fachlicher und kommunikativer Kompetenz Lösungen anbieten.

Lebensqualität wird durch unsere zwischenmenschlichen Beziehungen, unser Verständnis und unsere Wertschätzung bestimmt. Gelingt es uns, diese Beziehung zueinander in dieser Art und Weise bis zum Tod zu gestalten, ist wahrhaftige Unterstützung gelungen. Alltägliche Situationen, verbunden mit Erinnerungen und Berührungen, lassen auch mit der Aussicht auf das bevorstehende Lebensende manchmal sexuelle Regungen als grundlegendes Lebensbedürfnis wieder aufkeimen. Søren Kierkegaard, dänischer Schriftsteller, Theologe und Philosoph, stellte fest: Das Leben wird vorwärts gelebt und rückwärts begriffen (Kierkegaard 1923). Gerade Sterbende versuchen zum Abschied ihr Leben und dessen Verlauf zu verstehen und diese Erkenntnisse mitzuteilen. Klärung und Frieden schließen mit dem, was war, und dem, was unmittelbar bevorsteht. So können im Gespräch die Erwartungen des Sterbenden an seinen letzten Lebensabschnitt ermittelt werden. Werden Pflegende diesen Erwartungen gerecht, was kann optimiert werden? Ist der Schritt ins Hospiz gemacht oder die Zusammenarbeit mit einem SAPV-Team (SAPV bedeutet spezialisierte ambulante palliative Versorgung) in die Wege geleitet, weiß der Betroffene, dass das Lebensende bevorsteht. Ein Sterben in Würde und weitestgehend frei von Schmerzen steht im Vordergrund, und zugleich kommen Gedanken zu der Frage auf, was es bis dahin noch zu tun gibt.

BEISPIEL

Meinem Vater war es damals sehr wichtig, dass seine Haushälterin noch vor seinem Tod eine größere Summe zum Dank erhielt, und er bat mich um zügige Überweisung des Betrages. Er verbrachte nur 14 Tage im Hospiz und wir waren uns in dieser Zeit emotional sehr nahe. Doch die körperliche Nähe in Form von Berührung ging über das Händehalten und Begrüßungsküsschen kaum hinaus. Wir schauten uns Filme und Fotos an, tranken gemeinsam Bier und er erzählte mir viel von seinen Wünschen und Träumen, die nicht in Erfüllung gegangen waren. Er war jedoch sicher, dass ich an seiner Stelle, (s)ein Leben in Freiheit führen würde und das erfüllte ihn mit Stolz und Freude. Das hat mich sehr berührt. Nachdem das Geld überwiesen war und alle Freunde und Verwandten ihn besucht hatten, konnte er in Gegenwart meines Sohnes und mir einschlafen. Unabhängig von der Art seiner Wünsche, am Sterbebett hätte ich ihm und natürlich auch meiner Mutter, die zwei Jahre zuvor unter ganz anderen Umständen im Krankenhaus verstarb, jeden einzelnen erfüllen wollen.

Hospiz-Anfragen nach Sexualassistenz erfolgen meist gezielt und eine Absprache mit dem Gast hat bereits stattgefunden. Auch hier stehen die ethischen Aspekte im Vordergrund. Die größte Herausforderung ist es für die Pflegenden, mit dem Gast und / oder den Angehörigen ins vertrauensvolle Gespräch zu kommen. Professionelle Reaktionen auf vielleicht befremdliche Anliegen des Hilfebedürftigen brauchen Erfahrung und Übung. Die Institution Hospiz oder das Palliative-Care-Team eines ambulanten Dienstes sind angehalten, Leiden vorzubeugen und zu lindern. Auch Körperlichkeit lindert Leiden, doch fehlt die Bezugsperson. In Deutschland wird die vernetzte Sorgekultur angestrebt, indem innerhalb und außerhalb der Wohnung oder Institution reguläre Angebote wie die des SAPV-Teams, Arztbesuche, Apotheken- und Hilfsmitteldienste, begleitende Therapien, Seelsorger und Haushaltshilfen zusammen agieren.

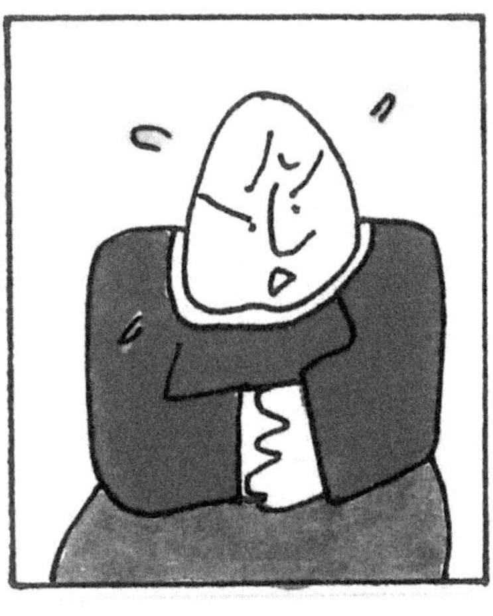

Sexualassistenz könnte im Rahmen eines Besuchsdienstes zusätzlich tätig werden, um die Person am Lebensende zu begleiten und Angehörige zu unterstützen. Denn diese sind aufgrund der eigenen Trauer oft nicht in der Lage, sich dem Bedürfnis nach körperlicher Nähe zu öffnen. Sexualassistenz kann Räume ohne Dritte schaffen und Zweisamkeit in den Vordergrund stellen. Auf welche Art und Weise diese Zeit dann gestaltet wird, bestimmen beide auf Augenhöhe gemeinsam.

Priorität hat die Aufgabe, die verbleibende Lebenszeit selbstbestimmt zu erleben und in Frieden mit sich und anderen zu kommen. Der Sterbeprozess löst häufig Knoten im Kopf und der Betroffene zeigt die Bereitschaft, Dinge, Ereignisse seines Lebens, die ihn bewegen oder bewegt haben, mit einer Person seines Vertrauens zu besprechen. Mit dieser Person auch im Körperkontakt zu sein, empfinden die Klienten als bereichernd und schön. Im Vordergrund steht das gemeinsame Nacktsein, das gegenseitige Streicheln und Spüren des ganzen Körpers als Sexualität. In der stationären Palliativversorgung spielen Pflegestandards nur eine untergeordnete oder gar keine Rolle. Mitarbeiter eines Hospizes können durch gezieltes Abfragen von Wünschen und Bedürfnissen des Patienten dessen Tagesablauf so gestalten, dass alle an der Pflege Beteiligten sich damit wohlfühlen.

TIPP

Fragen Sie, welche Erwartungen der Sterbende noch an diese Zeit, die Angehörigen, die Pflegenden und die Institution hat. Es gibt keine klassischen Besuchszeiten oder institutionellen Vorgaben zur Tagesgestaltung.

Vorrangig ist eine Kultur der professionellen Beziehungsgestaltung und diese ist durch kontinuierliche Supervision der Mitarbeiter als solche sehr emotional, aber auch bewusst reflektiert und zielgebunden. Screening- und Assessmentinstrumente finden hier kaum Anwendung und doch empfiehlt es sich, dass auch das Hospiz bzw. SAPV-Team sich folgende Reflexionsfragen während der Versorgung stellt:

- Kommt es zu intimen Gesprächen mit den Pflege- oder Betreuungspersonen?
- Gibt es in der Sterbephase Körperkontakt zu den Angehörigen?
- Äußert der Gast (s)eine Sehnsucht nach körperlicher Nähe konkret?

Weitere Unterstützung, um die Selbstständigkeit zu erhalten, finden Sie unter www.dhpv.de (16.05.2018) und www.dgpalliativmedizin.de (16.05.2018).

So wie sich eine Patientenverfügung in erster Linie an den Arzt und das Behandlungsteam richtet, kann sich jeder Heim- oder Hospizbewohner zusätzlich an eine bevollmächtigte oder gesetzliche Vertreterin wenden und Anweisungen und Bitten zur Auslegung und Durchsetzung von persönlichen Wertvorstellungen, Einstellungen zum eigenen Leben und Sterben und religiöse Anschauungen schriftlich niederlegen. Sollte es dann zum Verlust der Kommunikationsfähigkeit kommen, kann z. B. bei Einberufung einer Ethikkommission (Kap. 2.3) darauf zurückgegriffen werden.

Abschließend bleibt die Überlegung, welche Möglichkeiten sich in der Pflege von Menschen durch einen Perspektivwechsel eröffnen. Denn die ständig wachsenden und sich verändernden Anforderungen brauchen neue Herangehensweisen, um bewältigt werden zu können. Die IST-Situation wird immer noch wie folgt von den Medien beschrieben:

Jeder Achte will lieber sterben als ins Altersheim

Im Pflegeheim will kaum ein Deutscher im Alter enden: Sieben von zehn finden diese Vorstellung ‚grauenhaft', ergab eine repräsentative Umfrage der GfK-Marktforschung in Nürnberg im Auftrag der in Baierbrunn bei München erscheinenden Zeitschrift ‚Senioren Ratgeber'. Jeder Achte (13 %) will sogar eher ‚Schluss machen', bevor er ins Heim gehen muss. Drei Viertel der Befragten befürchten den Angaben zufolge, in einem Pflegeheim schlecht behandelt zu werden. Nur jeder vierte Teilnehmer der Umfrage (27,5 %) sagt, dass er oder Angehörige von ihm gute Erfahrungen mit Senioreneinrichtungen gemacht hat. Befragt wurden rund 2000 Personen ab 14 Jahren *(Senioren-Ratgeber 2017).*

Was wäre, wenn es gelingt, den Menschen diese Angst zu nehmen, die Befürchtungen abzuschwächen und unserer Gesellschaft Hoffnung auf ein würdevolles Altern mit aller erdenklichen Unterstützung und Fürsorge zu vermitteln? Wenn die Vorstellungskraft der immer mehr werdenden älteren Menschen beflügelt würde, indem sie dem letzten Lebensabschnitt trotz Hilfebedürftigkeit vertrauensvoll entgegensehen könnten? Wenn Pflege als das gesehen würde, was es ist, nämlich notwendige Lebenshilfe? Von Menschen für Menschen, unabhängig von Alter, Herkunft und Geschlecht. Hier ist ein hohes Maß an Willen zur Veränderung nötig, somit gilt die Devise: Raus aus der Opferrolle und rein ins Handeln!

„Sex ist die Wurzel des Lebens, und wir werden nie lernen, Achtung vor dem Leben zu haben, wenn wir nicht lernen, Achtung vor dem Sex zu haben" (Havelock Ellis, britischer Sexualforscher und Sozialreformer).

Zu jeder Theorie gehört eine Praxis und beides sollte geprägt sein vom werteorientierten Arbeiten als leitendes Motiv für die eigene Arbeit. Sinn und Sinnhaftigkeit als Bedürfnis eines jeden sollten ihren Platz darin haben. Pflegende brauchen diesen Sinn nicht zu hinterfragen, das ist gewiss. Aber vielleicht lassen sie den eigenen Absolutheitsanspruch los, indem sie den Pflegeauftrag annehmen und der heutigen Pflegesituation überlegt und in besonderer Weise anpassen. Mal anders eben, denn Erfolg buchstabiert man T – U – N!

Nachwort

„Sexualität ist, was wir daraus machen. Eine teure oder eine billige Ware, Mittel zur Fortpflanzung, Abwehr gegen Einsamkeit, eine Form der Kommunikation, ein Werkzeug der Aggression (der Herrschaft, der Macht, der Strafe und der Unterdrückung), ein kurzweiliger Zeitvertreib, Liebe, Luxus, Kunst, Schönheit, ein idealer Zustand, das Böse oder das Gute, Luxus oder Entspannung, Belohnung, Flucht, ein Grund der Selbstachtung, eine Form von Zärtlichkeit, eine Art der Regression (= lat. regredi psychologischer Fachbegriff für umkehren oder zurückfallen auf eine vorhergehende Entwicklungsstufe), eine Quelle der Freiheit, Pflicht, Vergnügen, Vereinigung mit dem Universum, mystische Ekstase, Todeswunsch oder Todeserleben, ein Weg zum Frieden, eine juristische Streitsache, eine Form, Neugier und Forschungsdrang zu befriedigen, eine Technik, eine biologische Funktion, Ausdruck psychischer Gesundheit oder Krankheit oder einfach eine sinnliche Erfahrung" (Offit 1979, 16).

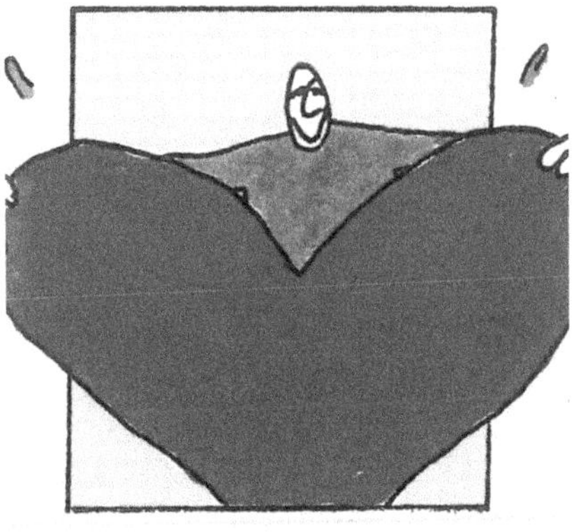

Was sexuell ist und was nicht, ist immer historisch, kulturell und religiös codiert. Selbiges gilt für den Altersbegriff an sich. In der neueren Literatur wird der Altersbegriff stark differenziert, weg von reinen Zahlen im Pass (Hierholzer 2016). Dies zeigt, dass in modernen Gesellschaften Alter relativ zu betrachten ist. Und trotz aller Veränderungen in den Begrifflichkeiten bleibt eines zentral – Scham. Eigentlich ein in der psychischen Entwicklung des Menschen wichtiger Meilenstein, um eine Abgrenzung zwischen sich und den anderen herzustellen und zeitgleich mit der Verknüpfung des Alters hoch problematisch (Schuhrke 2005).

Hierin liegt eine zentrale Verknüpfung. Einerseits müssen die Angehörigen nun ihre eigenen „Erzeugenden" in Einrichtungen der Altenhilfe abgeben und sehen sich damit mit der eigenen Gebrechlichkeit und Verfall konfrontiert, und anderseits können sie auch den Rückfall ihrer eigenen Eltern in kindliche Verhaltensweisen bemerken.

Ein Paradox beider Lebensabschnitte – Kindheit und Alter – ist, dass beide eines gemeinsam haben: In beiden Abschnitten wird Sexualität problematisiert. Während beiden Lebensphasen ist der Mensch in Abhängigkeitsverhältnissen und ggf. in Institutionen „gefangen" und in beiden Lebensphasen wird das Sexuelle schamhaft versucht auszuklammern. Dies liegt in beiden Fällen u. a. daran, dass der unbedarfte Umgang mit Sexualität bei beiden, den ganz Jungen und den ganz Alten, vorhanden ist. Kinder wissen noch nichts von Erwachsenen-Sexualität und hochbetagte (demente) Menschen wissen ggf. nicht mehr viel von Sexualität. Dieser Umstand stellt eine Herausforderung für jene dar, die aktiv Sexualität erleben können, da sowohl Kinder als auch ältere Menschen in ihren sozialen Kontexten immer auch Anfragen an jene, die weitestgehend frei von Abhängigkeiten sind, stellen. Die Anfrage im Umgang mit Sexualität ist auch deshalb so herausfordernd, weil dieser Teil des menschlichen Habitus (Krais / Gebauer 2017) stark gesellschaftspolitisch kontrolliert wird.

Triebe sind von Kindesbeinen an pädagogisiert und in Teilen unterdrückt, wenngleich, wie Sigmund Freud betont, der Mensch ungeachtet aller Versuche immer auch ein triebhaftes Wesen bleibt (Freud 2010).

Im Zusammenhang mit der Einforderung sexueller und reproduktiver Rechte (im Rahmen der International Planned Parenthood Federation (IPPF)) als Menschenrechte sehen sich gerade die Pflege und die in ihr tätigen Pflegefachkräfte genötigt, sich mit diesem Themenfeld zu beschäftigen (IPPF 2009).

Allerdings zumeist erst dann, wenn Sexualität „zum Problem" wird. Diese Perspektive zeigt auf, dass auch moderne Pflege neben all ihren Problemstellungen (relativ schlechte Bezahlung, wenig gesellschaftliche Anerkennung und dauernder Personalmangel – um nur einige exemplarisch zu nennen) noch keine durchgängig angemessene Form zum Umgang mit diesem Thema gefunden hat. Der Weg dorthin, zeigt Gabriele Paulsen, ist vielschichtig, aber gangbar – und im Sinne von Qualität und Durchsetzung von Menschenrechten unumgänglich geboten!

Die Entwicklungsperspektive ist klar: Aufklärung, Thematisierung und Versprachlichung. In der Ausbildung (gerade in jener stark kritisierten Zusammenlegung der Pflegefachberufe) benötigt das Themenfeld Sexualpädagogik / Sexualgeragogik einen zentralen Platz und eben keine Zuweisung in einem optionalen Lernfeld / Modul. Sexualität gehört in die Mitte der Ausbildung und eben nicht an den Rand. Alle Menschen sind sexuelle Wesen – auch jene, die sich als asexuell bezeichnen, insofern diese mit gesellschaftlichen Normen und Wertvorstellungen im Kontext von Sexualität konfrontiert sind und sich daher der Frage nach der eigenen „Nicht-Sexualität" kontinuierlich stellen (müssen). Diesen Umstand gilt es, „auszubuchstabieren" und junge Pflegekräfte dazu zu befähigen, Sexualität auch zu versprachlichen. Hier sind (unabhängig vom Alter der Empfehlung) die „Empfehlungen zur geschlechtlichen Erziehung in der Schule“ der Kultusministerkonferenz (KMK) von 1968 zu nennen, die das Ziel innehatte, dass alle Fächer in der Schule darauf einzuwirken haben, dass ein ganzheitliches Bild von menschlicher Sexualität im Laufe des Schullebens gezeichnet wird. Gültig ist dieser Anspruch bis in die Gegenwart und trotz dieser langen Zeitspanne bei Weitem nicht zufriedenstellend eingelöst.

Sexualität als interdisziplinäres Phänomen muss in der Ausbildung von Pflegefachkräften sowohl unter physiologischen, psychologischen, ethisch-religiös-weltanschaulichen und Qualitätsmanagements-Perspektiven betrachtet werden.

Daraus folgt, dass mit der Ausbildungsreform der Pflegeberufe und den daraus resultierenden Lehrplänen diesem Thema insgesamt mehr Zeit und Raum gegeben werden muss und auch eine klare Benennung des Sexualbegriffs erfolgen muss, wenn gewährleistet sein will, dass Sexualität im Alter nicht weiter ein „Problemfall“ dargestellt wird.

Darüber hinaus sind Lehrkräfte der berufsbildenden Schulen weit stärker als bislang sexologisch auszubilden und zu befähigen, dieses Themenfeld mit Schülern zu erörtern und kritisch im Sinne eines Theorie-Praxis-Verhältnisses zu hinterfragen (Karsten 2003).

Für jene Kollegen im pflegerischen Arbeitsfeld gilt es von Trägerseite aus kontinuierlich Fort-, Aus- und Weiterbildungen zum Themenfeld einzufordern und anzubieten. Die Rentenversicherungsträger sind indes gerade unter der Perspektive der Menschenrechtsverwirklichung gehalten, von Trägern der Altenhilfe konsequent einzufordern, dieses Thema (im Sinne des Qualitätsmanagements) in den Konzeptionen der Einrichtungen explizit zu benennen und aufzuzeigen, wie es im Pflegealltag Berücksichtigung finden kann. Gerade auch für sexuelle Minoritäten, die, wie Paulsen aufzeigt, mit dem Stigma (Goffman 2010) des §175 weite Teile ihres Lebens konfrontiert waren. Auch wenn 2017 die Urteile aufgehoben wurden, so ist das durch die Opfer verinnerlichte Stigma dennoch wirkmächtig. Diese Menschen haben ein Anrecht auf Anerkennung (Honneth 2010) und Wiederherstellung ihrer menschlichen Würde. Damit ist Sexualität weit mehr als ein Thema unter vielen. Es ist das zentrale menschlich-existenzielle Lebensthema des Menschen vom Beginn bis zum Tod.

Lüneburg im Mai 2018
Stefan Hierholzer

Anhang

Verwendete Literatur

Alzheimer Scotland (2011): Information Sheet: Sexuality & Dementia. In: www.alzscot.org/assets/0000/0163/sexuality-and-dementia.pdf, 16.05.2018

BMFSFJ – Bundesministerium für Familie, Senioren, Frauen und Jugend (2018): Wegweiser Demenz. Frontotemporale Demenz oder Pick-Krankheit. In: www.wegweiser-demenz.de/informationen/medizinischer-hintergrund-demenz/weitere-demenzformen/frontotemporale-demenz-pick.html, 05.06.2018

BMFSFJ – Bundesministerium für Familie, Senioren, Frauen und Jugend (2017): Altenpflegeausbildung. Informationen zu Ausbildung und Beruf der Altenpflegerinnen und Altenpfleger. In: www.bmfsfj.de/blob/93254/9411b3c70f975048fb96fbea0847b018/altenpflegeausbildung-broschuere-data.pdf, 05.06.2018

BMFSFJ – Bundesministerium für Familie, Senioren, Frauen und Jugend (2018): Charta der Rechte hilfe- und pflegebedürftiger Personen. In: www.pflege-charta.de/fileadmin/charta/pdf/140603_-_Aktive_PDF_-_Charta.pdf, 05.06.2018

Böhm, E. (2009): Psychobiografisches Pflegemodell nach Böhm. Band I: Grundlagen. Maudrich, Wien

Bundesgesundheitsministerium (2018): Entbürokratisierung in der Pflegedokumentation. Informationen strukturiert sammeln – Pflege effizient planen und dokumentieren. In: www.bundesgesundheitsministerium.de/themen/pflege/entbuerokratisierung.html, 05.06.2018

De Mello, A. (2013): Wer bringt das Pferd zum Fliegen. Weisheitsgeschichten. Herder, Freiburg i. Br.

Donabedian, A. (1966): Evaluating the Quality of Medical Care. Milbank Qarterly 83 (4), 691 – 729

Ebberfeld, I. (1992): Es wäre schön, nicht so allein zu sein. Sexualität von Frauen im Alter. Campus, Frankfurt/M.

Freud, S. (2010): Drei Abhandlungen zur Sexualtheorie. Nikol, Hamburg

Gindorf, R. (2017): Erklärung der sexuellen Menschenrechte. Deutsche Übersetzung. In: www.sexologie.org/sexualrechte.htm, 08.05.2018

Goffman, E. (2010): Stigma: Über Techniken der Bewältigung beschädigter Identität. Suhrkamp, Berlin

Hierholzer, S. (2016): FachWISSEN – Sexualität im Alter: für pflegerische Berufe. Verlag Handwerk und Technik, Hamburg

Honneth, A. (2010): Kampf um Anerkennung: Zur moralischen Grammatik sozialer Konflikte. Suhrkamp, Berlin

IPPF – Parenthood Federation (2009): Sexuelle Rechte: Eine IPPF-Erklärung. In: www.profamilia.de/fileadmin/publikationen/profamilia/IPPF_Deklaration_Sexuelle_Rechte-dt2.pdf, 16.05.2018

Juchli, L. (1983): Krankenpflege – Praxis und Theorie der Gesundheitsförderung und Pflege Kranker. 4. Aufl. Thieme, Stuttgart

Karsten, M. E. (2003): Sozialdidaktik – Zum Eigensinn didaktischer Reflexion in den Berufsausbildungen für soziale und sozialpädagogische (Frauen-)Berufe. In: Schlüter, A., Habel, W. (Hrsg.): Aktuelles und Querliegendes zur Didaktik und Curriculumentwicklung. Festschrift für Werner Habel. Janus Presse, Bielefeld, 350–374

Kierkegaard, S. (1923): Die Tagebücher. In zwei Bänden: erster Band 1834–1848, zweiter Band 1849–1855. Übersetzt von Theodor Haecker. Brenner-Verlag, Innsbruck

Kolle, O., Wagner, B. (2011): Sex – die 10 Todsünden. Gräfe und Unzer, München

Krais, B., Gebauer, G. (2017): Habitus. Transcript, Bielefeld

Krohwinkel, M. (2013): Fördernde Prozesspflege mit integrierten ABEDLs: Forschung, Theorie und Praxis. Hogrefe, vorm. Hans Huber, Göttingen

Max-Neef, M., Elizalde, A. Hopenhayn, M. (1986): Desarrollo a escala humana: una opción para el futuro. Development Dialogue, número especial. In: http://habitat.aq.upm.es/deh/adeh.pdf, 04.06.2018

Meudt, D. (2006): Sexualität in der Pflege alter Menschen. Ein Ausbildungsmodul für die Altenpflege. Kuratorium Deutsche Altenhilfe, Köln

Offit, A. (1979): Das sexuelle Ich. Ullstein, Berlin

Orem, D. E. (1971): Nursing: concepts of practice. McGraw-Hill, New York

Rosenberg, M. B. (2009): Gewaltfreie Kommunikation. Eine Sprache des Lebens. Junfermann, Paderborn

Schuhrke, B. (2005): Kindliche Körperscham und familiale Schamregeln. Bundeszentrale für gesundheitliche Aufklärung, Köln

Schwinger, A., Tsiasioti, C., Klauber J. (2017): Herausforderndes Verhalten bei Demenz: Die Sicht der Pflege. In: Jacobs, K., Kuhlmey, A., Greß, S., Klauber, J., Schwinger, A. (Hrsg.): Pflege-Report 2017 Schattauer, Stuttgart, 131–152

Senioren-Ratgeber (2017): Zuhause alt werden – Umfrage: Große Mehrheit der Deutschen möchte im Pflegefall unbedingt so lange wie möglich in der gewohnten Umgebung bleiben. Eine repräsentative Umfrage des Apothekenmagazins „Senioren-Ratgeber", durchgeführt von der GfK Marktforschung Nürnberg. In: www.presseportal.de/pm/52278/3666109, 16.05.2018

Statistisches Bundesamt (2015): Pflegestatistik 2015. Pflege im Rahmen der Pflegeversicherung – Deutschlandergebnisse. In: www.destatis.de/DE/Publikationen/Thematisch/Gesundheit/Pflege/PflegeDeutschlandergebnisse5224001159004.pdf?__blob=publicationFile, 16.05.2018

Stolze, C. (o.J.): „Was beim Sex im Kopf passiert". In: www.stern.de/gesundheit/sexualitaet/grundlagen/hirnforschung-was-beim-sex-im-kopf-passiert-3152392.html, 04.06.2018

WAS – World Association for Sexual Rights (2014): Declaration of Sexual Rights. In: www.worldsexology.org/wp-content/uploads/2013/08/declaration_of_sexual_rights_sep03_2014.pdf, 05.06.2018

Zinsmeister, J. (2018): Stichwort „Sexuelle Selbstbestimmung". In: Deinert, O., Welti, F. (Hrsg.): Stichwortkommentare Behindertenrecht. Arbeits- und Sozialrecht, Öffentliches Recht, Zivilrecht. Nomos, Baden-Baden

Weiterführende Literatur

Behr, A., Meyer, R., Holzhausen, M., Kuhlmey, A., Schenk, L. (2013): Die Intimsphäre. Eine wichtige Dimension der Lebensqualität von Pflegeheimbewohnern. Zeitschrift für Gerontologie und Geriatrie 46 (7), 639–644

Bohn, C. (2015): Macht und Scham in der Pflege. Beschämende Situationen erkennen und sensibel damit umgehen. Ernst Reinhardt, München/Basel

Bohn, C. (2017): Dimensionen von Macht und Beschämung in der stationären Altenpflege. In: Wazlawik, M., Freck, S. (Hrsg.), 91–104

Conzen, P. (2016): Hüterin und Zerstörerin menschlichen Selbstgefühls. In: Tyradellis, D. (Hrsg.) Scham. Wallstein, Göttingen, 42–50

Cyrulnik, B. (2011): Scham. Im Bann des Schweigens. Wenn Scham die Seele vergiftet. Präsenz, Hünfelden

Demenz-Servicezentrum Region Köln (2016): Liebe eben anders. Sexualität erleben mit Demenz – aber wie? Dokumentation der Fachtagung vom 26.–27.1.2016. In: www.demenz-service-bergischesland.de/tl_files/bergischesland/2016_Liebe%20eben%20anders/Tagungsdokumentation_%20Demenz-und-Sexualitaet_web_end(1).pdf, 16.05.2018

Gröning, K. (2013): Alter und Scham. Soziale Passagen 5 (1), 51–58

Grond, E. (2011): Sexualität im Alter. Brigitte Kunz Verlag, Hannover

Hax-Schoppenhorst, T. (2015): Gesichter der Scham. Psychologische Pflege Heute 21 (05), 253–257

Hilgers, M. (2013): Scham. 4. Aufl. Vandenhoek & Ruprecht, Göttingen

Hirsch, R. D. (2017): Gewalt in Einrichtungen der Altenhilfe. In: Wazlawik, M., Freck, S. (Hrsg.) 67–88

Höllinger, S., Müller, S. (2017): Sexualität im Alter als ethische Herausforderung. Zeitschrift für medizinische Ethik 63 (2), 83–94

Immenschuh, U., Marks, S. (2014): Scham und Würde in der Pflege. Mabuse, Frankfurt a. M.

Kojer, M. (2016): Sexuelle Bedürfnisse bei Menschen mit Demenz. Bundes-Hospiz-Anzeiger 2 (1), 4–5

Matolycz, E. (2016): Sexualität und Geschlechterrollen in der Pflege älterer Menschen. In: Matolycz, E. (Hrsg.): Pflege von alten Menschen. Springer, Berlin, 181–186

Ortland, B. (2017): Sexuelle Selbstbestimmung im Spannungsfeld innerer und äußerer Möglichkeitsräume. In: Wazlawik, M., Freck, S. (Hrsg.), 9–21

Oswald K., Wagner, B. (2011): Sex, die 10 Todsünden. Gräfe & Unzer, München

Pütz, R. (2014): Fröhlich alt. 3. Aufl. Verlag der Buchhandlung W. König, Köln

Schröder, B. (2017): Ja, geht denn das? Zärtlichkeit, Zuwendung und Sexualität im Pflegealltag. Verlag an der Ruhr, Mühlheim a. d. R.

van der Vight-Klußmann, R. (2014): (Kein) Sex im Altenheim? Schlütersche, Hannover

Wazlawik, M., Freck, S. (Hrsg.) (2017): Sexualisierte Gewalt an erwachsenen Schutz- und Hilfebedürftigen. Springer Fachmedien, Wiesbaden

White, E. (2013): Sexualität bei Menschen mit Demenz. Verlag Hans Huber, Bern

Beratungsstellen

Pro Familia (www.profamilia.de/themen/sexualpaedagogik.html)
Deutsche Alzheimer Gesellschaft (www.deutsche-alzheimer.de)
Schweiz: 50 plus (www.50plus.ch/leben/liebe/article/sex-im-seniorenalter-ist-gut-fuer-das-gehirn.html)
Österreich: alphanova, Fachstelle .hautnah. (www.alphanova.at/hautnah_beratung.html)
Luxemburg: RBS – Center fir Altersfroen (www.rbs.lu/icc/Internet-de/nav/123/broker.jsp?uMen=c3f70199-02e4-0421-b2e7-77d62700266c)

Alle hier aufgeführten Links wurden zuletzt aufgerufen am 16.05.2018.

Filmtipps

„Angst essen Seele auf“ (1974) von Rainer W. Fassbinder, mit Brigitte Mir
„An Ihrer Seite“ (2006) von Sarah Polley, mit Julie Christie
„Beate Uhse – Das Recht auf Liebe“ (2011) von Hansjörg Thurn, mit Franka Potente
„Harold and Maude” (1971) von Hal Ashby, mit Ruth Gordon
„In guten Händen“ (2011) von Tanya Wexler, mit Hugh Dancy
„Irina Palm“ (2007) von Sam Garbarski, mit Marianne Faithful
„Was das Herz begehrt“ (2003) von Nancy Meyers, mit Jack Nicholson und Diane Keaton
„Wie beim ersten Mal“ (2012) von David Frankel, mit Meryl Streep und Tommy Lee Jones
„Wolke Neun“ (2008) von Andreas Dresen, mit Ursula Werner und Horst Rehberg

Fragebogen für Mitarbeiter zum Thema „Sexualität in der Pflege“

Am effektivsten wirkt es, wenn erst jeder für sich die Fragen beantwortet und danach die Ergebnisse in einer Arbeitsgruppe oder im Team besprochen werden.

These: „Ich kann, in der Arbeit, nur angemessen mit dem Thema Sexualität umgehen, wenn ich mit meiner eigenen Sexualität entspannt umgehen kann."kann“.

- Schäme ich mich jetzt?

___

- Ist mir das peinlich?

___

- Können Sie mit dieser These etwas anfangen?

___

- Stimmt das so für Sie?

___

- Reflektieren Sie, wie Sie in Bezug auf Sexualität und Beziehungen erzogen worden sind und was Ihre Klienten davon spüren könnten. Wie viel Raum zum Experimentieren und welche Unterstützung haben Sie von Ihrem Umfeld in Ihrer Pubertät erhalten?

___

___

___

___

Folgende Fragen beziehen sich auf die passive Sexualassistenz:

1. Wo sind Sie eine positive Unterstützung diesbezüglich für Ihre Klienten? (Konkrete Beispiele aufschreiben)

___

___

___

Fragenbogen 1 – Seite 1

2. Wo fühlen Sie sich überfordert? (Konkrete Beispiele aufschreiben)

3. Was brauchen Sie, um eine positive angemessene Unterstützung in diesem Bereich geben zu können? (z.B. Atmosphäre im Team? Leitlinien Einrichtung? Mut? Weiterbildung?)

4. In der Konzeption von manchen Einrichtungen steht, dass auch die Möglichkeit der aktiven Sexualassistenz in Betracht gezogen werden muss, „da dies manchmal die einzige Möglichkeit ist, sexuellen Kontakt zu erleben". Wie sehen Sie das? Haben Sie da schon Erfahrungen gemacht?

5. Falls keine Möglichkeit der aktiven Sexualassistenz vorhanden ist, sollte man dann auch die „normale Prostitution" in Betracht ziehen? Wenn ja: Warum? Wenn nein: Warum nicht?

6. Haben Sie manchmal eine Abneigung gespürt, wenn Sie die sexuellen Wünsche/Äußerungen/ Annäherungen von Klienten mitbekommen haben?

7. Hat sich schon mal ein(e) BewohnerIn in Sie verliebt? Wie sind Sie damit umgegangen?

____

____

____

8. Nehmen Sie Stellung zu folgender These: „Pornografie ist ein gutes Ventil für Menschen, die keine andere Möglichkeiten haben."

____

____

____

9. Finden Sie, dass Sie in Ihrer Ausbildung gut vorbereitet worden sind auf den Umgang mit dem Thema Sexualität in der Arbeit? Wenn nein, was hat gefehlt? Was hätten Sie gebraucht? Wenn ja, wie sah die Unterstützung aus?

____

____

____

10. Diskutieren Sie den Wortschatz, der Ihnen für Gespräche über Sexualität zur Verfügung steht. Welche Wörter setzen Sie ein, welche nicht und warum?

____

____

____

Fragebogen/Beurteilungsbogen zum Thema Sexualität (SexAT) für den Einsatz in Seniorenresidenzen

Australisches Zentrum für evidenzbasierte Altenpflege (ACEBAC), Australisches Institut für Grundversorgung im Alter (AIPCA), La Trobe Universität; Übersetzung aus dem Australischen Englisch von Carola Clüver.

Beschreibung: Dieses Projekt wurde aus Mitteln des DCRC – Pflege und Verbraucher – finanziert, der Teil einer australischen Regierungsinitiative ist. Wir haben die Erlaubnis zur Verbreitung als Anlass und zur Anregung genommen. Der Leser kann nun selbst prüfen, wie die eigene Institution derzeit aufgestellt ist. (Anm. GP: Die Herangehensweise deckt sich in vielen Bereichen mit der unseres DNQP, des Deutschen Netzwerks für Qualität in der Pflege mit Sitz in Osnabrück.)

Umsetzung von Demenzforschung in die Praxis

Entwickelt von: Dr Michael Bauer (ACEBAC), Dr Deirdre Fetherstonhaugh (ACEBAC), Prof. Rhonda Nay (ACEBAC), Dr Laura Tarzia (ACEBAC), Prof. Elizabeth Beattie (QUT).

Über diesen Frage-/Beurteilungsbogen:

Dieser Fragebogen wurde entwickelt, um Senioreneinrichtungen ein Mittel an die Hand zu geben, die verschiedenen Formen von Sexualität ihrer Bewohner mit und ohne Demenz zu unterstützen. Intimität und gelebte Sexualität sind fundamentale Aspekte des Wohlbefindens eines jeden Menschen und bleiben auch im fortgeschrittenen Alter weiterhin von Bedeutung. Viele ältere Menschen, die in Senioreneinrichtungen wohnen, wünschen sich weiterhin Intimität. Das kann einfaches Streicheln und Liebkosen sein, aber auch der ausdrückliche Wunsch nach Sexualität. Genauso ist Körperpflege, Kleidung und Styling für ältere Menschen in Seniorenresidenzen oft noch von großer Bedeutung trotz angeschlagener Gesundheit, Demenz oder anderer kognitiver Beeinträchtigungen. Leider ist der Wunsch älterer Menschen nach Sexualität oft ein großes Problem und eine Herausforderung, sowohl für das Personal in diesen Einrichtungen als auch für die Familien. Herausforderungen und Schwierigkeiten können sein: die negative oder bewertende Einstellung von Mitarbeitern in Bezug auf Sexualität (inklusive kultureller Glaubenssätze), mangelnde Mitarbeiterschulung, fehlende Privatsphäre, zu wenig Zeit, um die Bedürfnisse älterer Menschen genau abschätzen und darauf eingehen zu können, Priorisierung anderer Aspekte des Wohlbefindens. Darüber hinaus nehmen Mitarbeiter manchmal Hinweise, die auf andere Formen der Sexualität älterer Menschen und deren Bedürfnisse schließen lassen, nicht wahr, wenn sie schwul, lesbisch, bisexuell, transsexuell oder intersexuell sind. Manche Mitarbeiter dieser Einrichtungen mögen guten Willens sein, sind aber unsicher bezüglich der praktischen Umsetzung oder bezüglich der Frage, wie die Gegebenheiten in der Einrichtung sexuelles Erleben fördern können. Zur Zeit gibt es nur wenig Informationen als Hilfestellung für Senioreneinrichtungen. Dieser Beurteilungsbogen wurde entwickelt, um diese Informationslücke zu schließen, die Qualität in Seniorenresidenzen positiv zu beeinflussen und die Bereiche zu identifizieren, in denen weitere Verbesserungen erforderlich sind und Arbeitsabläufe unter dem Faktor Zeit beleuchtet werden. Der Beurteilungsbogen wurde in Absprache mit einer Reihe von Experten, Fachpublikum und Bewohnern einschließlich Mitarbeitern, Familienmitgliedern und älteren Menschen (mit und ohne Demenz) in australischen Seniorenresidenzen entwickelt.

Wichtige Definitionen:

Sexualität/Sexualitäten: Wie empfinden und drücken sich Menschen als sexuelle Wesen aus? Sexualität beinhaltet biologisches Geschlecht, Geschlechtsidentität und -rolle, sexuelle Orientierung und Vorlieben.

Sexuelle Entfaltung: Der äußere Ausdruck der Sexualität eines Menschen. Dieses kann Kleidung, Körperpflege, Styling, Sprache, Handlungen, Verhalten und sexuelle Umfangsformen beinhalten.

Sexuelle Umgangsformen: Ein Verhalten, das sich im sexuellen Zusammenhang offenbart. Das kann Masturbation, den Gebrauch sexueller Hilfsmittel wie z. B. erotische Bücher/Filme oder Sexspielzeuge oder den sexuellen Kontakt mit anderen Personen beinhalten.

Intimität: Die emotionale Verbundenheit mit einem anderen Menschen. Ausdruck von Intimität kann beinhalten: Sprechen, Umarmungen, Küssen, Händchenhalten, Romantik, Geschlechtsverkehr.

Sexueller Übergriff: Jedes sexuelle Verhalten, welches einen Menschen dazu bringt, sich unwohl, verängstigt oder bedroht zu fühlen. Damit sind sexuelle Handlungen gemeint, denen ein Mensch nicht zustimmt.

Mitarbeiter: Eine einzelne, bei einer Senioreneinrichtung angestellte Person (z. B. Krankenschwester, Pfleger, Manager, Therapeut).

Familien: Verwandte, Partner oder „familienähnliche" Freunde und „wichtige andere" Personen.

Verwendung des Frage- und Beurteilungsbogens

Dieser Beurteilungsbogen ist in sieben Bereiche aufgeteilt:

A Richtlinien der Einrichtung
B Die Bedürfnisse älterer Menschen bestimmen
C Aus- und Fortbildung von Mitarbeitern
D Information und Unterstützung älterer Menschen
E Information und Unterstützung von Familien
F Physisches Umfeld
G Sicherheits- und Risikomanagement

Leiter der Einrichtungen sollten jede Frage in jedem Bereich mit „ja", „nein" oder „manchmal" (wo anwendbar) beantworten, um die Arbeitsabläufe der Einrichtung in jedem Bereich bewerten zu können. Für jedes „Ja" wird ein Punkt vergeben und für jedes „Manchmal" ein halber Punkt. Jeder Bereich erhält eine Endbewertung, sodass insgesamt max. 69 Punkte erreicht werden können. Die Auswertung dieser Bewertung, die am Ende dieses Fragebogens näher erläutert wird, soll Aufschluss darüber geben, wie gut die Einrichtung den Bedürfnissen ihrer Bewohner nach Sex und Intimität insgesamt nachkommt.

A Richtlinien der Einrichtung:

- Die Richtlinien der Einrichtung besagen ausdrücklich, dass ...
- die Rechte der Bewohner, ihre Sexualität auszudrücken, anerkannt und unterstützt werden, vorausgesetzt, die Rechte anderer werden dadurch nicht verletzt.
- Bewohner das Recht auf Privatsphäre im Hinblick auf ihre Sexualität haben.
- Beurteilungs- und Pflegeplanungsdokumentationen Fragen bezüglich der Wünsche der Bewohner im Hinblick auf persönliche Präsentation, Körperpflege und Kleidung beinhalten.
- Beurteilungs- und Pflegeplanungsdokumentationen Fragen beinhalten, ob ein Bewohner seine Bedürfnisse zum Thema Sexualität und Intimität mit entsprechend geschulten Mitarbeitern besprechen möchte.
- Informationen und Entscheidungen über die Form sexueller Aktivitäten für Bewohner ohne kognitive Beeinträchtigung vertraulich behandelt und nicht ohne ausdrückliche Zustimmung des Bewohners mit Familienangehörigen besprochen werden.
- Bewohner Türschilder mit der Aufschrift „Bitte nicht stören" (außer bei den Bewohnern, wo es nicht praktikabel oder aus medizinischer Sicht nicht möglich ist) erhalten.
- Mitarbeiter anklopfen und auf Erlaubnis warten müssen, bevor sie das Zimmer eines Bewohners betreten, außer in Situationen von mutmaßlicher oder realer Gefahr.
- Mitarbeiter das Zimmer von Bewohnern nicht betreten, wenn das „Bitte nicht stören"-Schild vor der Tür angebracht ist, außer in Notsituationen (z. B. Feuer, Einbruch, betätigter Rufklingel, medizinischer Notwendigkeit).
- der Gebrauch diskriminierender/sexistischer/altersdiskriminierender/homophober Sprache oder Verhaltensweisen von Mitarbeitern, Familie, Besuchern oder Bewohnern inakzeptabel ist.
- Mitarbeiter Bewohnern die gleiche Unterstützung für Hilfe bei persönlicher/intimer Hygiene gewähren, die mit sexuellen Aktivitäten einhergeht (z. B. Säuberung von Sperma) wie für alle anderen Aktivitäten des täglichen Lebens, z. B. Toilettengänge.
- Bewohner Unterstützung erfahren, die ihrem Recht nach Gebrauch sexueller Unterstützung/Hilfsmittel/visueller sexueller Stimulation nachkommen möchten, in der Privatsphäre ihrer eigenen Räumlichkeiten.
- Bewohnern, die den Dienst von Sexualbegleitern in Anspruch nehmen möchten (wenn es in ihrem Land erlaubt ist), Unterstützung gewährt wird.
- angemessene Vermittlung/Beratung/Schulung erfolgt, um Familien zu helfen, die Rechte von Menschen mit kognitiven Beeinträchtigungen in Situationen zu verstehen, in denen die Wünsche der Familie anscheinend mit den Wünschen oder Interessen der Bewohner kollidieren.
- Mitarbeiter unterstützt werden, die sich unwohl oder unsicher fühlen im Umgang mit sexuellem Verhalten von Bewohnern.
- Familienangehörige unterstützt werden, die sich unwohl oder unsicher fühlen im Umgang mit sexuellem Verhalten des Bewohners, in einer Form, die sie verstehen können.

Punktzahl ..../15

Fragenbogen 2 – Seite 3

B Die Bedürfnisse älterer Menschen bestimmen

- Geschultes Personal der Einrichtung eruiert anhand eines Beurteilungsbogens die Bedürfnisse der Bewohner in Bezug auf Sexualität.
- Veränderungen der sexuellen Entfaltung oder Verhaltensweisen, die die Rechte anderer Bewohner verletzen (enthemmtes Verhalten, obszöne Gesten, unerwünschter Kontakt, missbräuchliches Verhalten, Stalking, sexuelle Bedrohung etc.) werden dokumentiert und mögliche Gründe dafür recherchiert.
- Den Bewohnern wird jederzeit die Möglichkeit gegeben, über die Auswirkungen von Medikamenten auf ihre Fähigkeit, ihren sexuellen Bedürfnissen Ausdruck zu geben, zu sprechen.
- Den Bewohnern wird die Möglichkeit gegeben, mit entsprechend geschultem Personal darüber zu sprechen, wie zufrieden sie mit der Unterstützung der Einrichtung in Bezug auf die Umsetzung ihrer sexuellen Bedürfnisse sind und ob es Hindernisse diesbezüglich gibt (Kontinenzprobleme, Schmerzen, mangelnde Gelegenheiten).
- Die Bewohner werden gefragt, wie zufrieden sie mit ihrem persönlichen Erscheinungsbild und ihrem Styling sind. Ihnen werden Gelegenheiten geboten, über ihren persönlichen Stil zu sprechen, ihn zu ändern oder anzupassen.
- Die Bewohner werden gefragt, wie zufrieden sie mit den Möglichkeiten der Sozialisation sind.
- In allen Werbeauftritten der Einrichtung wird ausdrücklich darauf hingewiesen, dass die Bewohner in ihrem Recht auf Sexualität unterstützt werden (inkl. Bewohner, die schwul, lesbisch, bisexuell, transsexuell oder intersexuell sind).

Punktzahl ..../7

C Aus- und Fortbildung von Mitarbeitern

- Die Einrichtung bietet den Mitarbeitern (nach Ermessen) die folgenden unterschiedlichen Fortbildungen an:
- Persönlichkeit und Sexualität
- Altern, ältere Menschen und Sexualität
- Die Auswirkungen von Demenz auf die Sexualität
- Sexuelle Gesundheit inkl. sexuell übertragbare Krankheiten, sicherer Sex und ältere Menschen
- Risikomanagement (physisch/emotional) für Bewohner, die ihre Sexualität leben wollen
- Umgang mit Differenzen oder Konflikten zwischen Familien und Bewohnern, die ihre Sexualität leben wollen
- Bedeutung von Diskriminierung, basierend auf sexueller Orientierung oder Identifikation
- Fragen in Bezug auf Zustimmung und Schwierigkeiten, die Entscheidungsfähigkeit von Menschen mit Demenz und anderen kognitiven Einschränkungen in Bezug auf Sexualität einzuschätzen.
- Konzepte, um Privatsphäre zu gewährleisten und/oder die Bedeutung von Privatsphäre in Bezug auf Sexualität
- Besondere Nebenwirkungen bestimmter Medikamente auf die Sexualität
- Die Einrichtung befolgt Kompetenzstandards, um das Wissen der Mitarbeiter über bestehende Richtlinien und Abläufe in Bezug auf Sexualität zu beurteilen.
- Für leitende Angestellte und Management gibt es ein Schulungsprogramm, in dem Strategien und Quellen vermittelt werden, um Hilfestellung geben zu können, wenn Mitarbeiter mit Fragen zum Thema Sexualität konfrontiert werden.

Fragenbogen 2 – Seite 4

- Die Einrichtung hat Richtlinien für Mitarbeiter aufgestellt, die erläutern, was ein angemessenes/nicht angemessenes sexuelles Verhalten von Bewohnern ist (z. B. Masturbation in Privaträumen vs. Masturbation in der Öffentlichkeit).
- Mitarbeiter werden dahingehend geschult, unterscheiden zu können, ob es sich bei den Äußerungen der Bewohner um sexuelle oder andere unerfüllte Bedürfnisse handelt (Schmerzen, Hitzegefühle etc.).
- Den Mitarbeitern werden Richtlinien an die Hand gegeben, um beurteilen zu können, in welchem Umfang (angemessen/unangemessen) den Bewohnern Hilfestellung in sexuellen Fragen gewährleistet werden kann (z. B. keine direkte Hilfe der Bewohner beim Geschlechtsverkehr).
- Mitarbeitern werden Fortbildungen angeboten, in denen sie ihre Kommunikationsfähigkeiten ausbauen können, um bei Gesprächen über das Thema Sexualität mit Bewohnern und Familien Sicherheit zu gewinnen.
- Den Mitarbeitern stehen jederzeit schriftliche Informationen zur Verfügung (z. B. Informationsblätter, Richtlinien, Fortbildungsmodule im Internet/Intranet, Internetlinks), um das Thema sexuelle Entfaltung mit den Bewohnern besprechen zu können.
- Den Mitarbeitern werden Zusammenfassungen der entsprechenden Gesetzesgrundlagen in Bezug auf Privatsphäre, Vormundschaft und allgemeine Rechte der Bewohner zur Verfügung gestellt.
- Das Verhalten der Mitarbeiter in Bezug auf den Ausdruck von Sexualität der Bewohner wird vor und nach Fortbildungen beurteilt.
- Die Einrichtung befolgt Kompetenzstandards für Mitarbeiter, die qualifiziert sind, um Gespräche über Sexualität zu führen und Informationen darüber einzuholen.
- Die Einrichtung befolgt Kompetenzstandards, um die Arbeit der Mitarbeiter bei der Wahrung der Rechte der Bewohner nach Sexualität zu bewerten.

Punktzahl ..../21

D Informationen und Unterstützung älterer Menschen

- Die Bewohner werden darüber informiert, welche Mitarbeiter sie wegen eines Gesprächs über ihre sexuellen Bedürfnisse ansprechen können/sollten.
- Die Einrichtung ernennt geschulte Mitarbeiter, die den Bewohnern Unterstützung bei der Formulierung ihrer sexuellen Wünsche anbieten in einer Form, die sie verstehen können und die an ihre individuellen Bedürfnisse angepasst ist.

Die Einrichtung stellt den Bewohnern schriftliche Informationen zur Verfügung, wie z. B. Informationsbroschüren, Informationsblätter oder Richtlinien in einem für sie verständlichen Format (große Schrift, Fremdsprachen, vereinfachte Sprache etc.), über:

- Sexuell übertragbare Krankheiten und sexuelle Gesundheit
- Was bedeutet sexuelle Zustimmung?
- Was bedeutet sexuelle Gewalt?
- Was bedeutet Diskriminierung, basierend auf sexueller Orientierung oder Identifikation?
- Recht auf sexuelle Entfaltung

- Die Einrichtung bietet den Bewohnern auf Nachfrage hin mündliche und/oder schriftliche Informationen zum Thema sexuelle Hilfsmittel/Gleitmittel/Kondome/audio-visuelle Hilfen an.
- Die Einrichtung bietet den Bewohnern in mündlicher oder schriftlicher Form Informationen darüber, wen sie kontaktieren können, wenn sie sich missbraucht oder diskriminiert fühlen.

Punktzahl ..../9

E Informationen und Unterstützung von Familien

- Familien werden Informationsveranstaltungen über das Recht älterer Menschen auf Entfaltung ihrer Sexualität angeboten.
- Die Einrichtung ernennt geschulte Mitarbeiter, die in der Lage sind, Familien zu unterstützen, sich mit der Entfaltung der Sexualität ihrer Bewohner zu arrangieren, auf eine Art und Weise, die sie verstehen können und die ihren individuellen Bedürfnissen entspricht.
- Schriftliche Informationen (z. B. Informationsbroschüren, Informationsblätter, Richtlinien) werden angeboten, um Familien über ältere Menschen und deren Bedürfnis nach Sexualität in einem für sie verständlichen Format aufzuklären.

Punktzahl ..../3

F Physisches Umfeld

- Die Einrichtung stellt den Bewohnern Privaträume zur Verfügung.
- Die Einrichtung bietet den Bewohnern Gelegenheiten, ihre sexuellen Bedürfnisse in einem sozialen Umfeld auszudrücken (z. B. Tanzveranstaltungen, Partys, Cocktailstunden).
- Bewohnern ist es gestattet, sexuell eindeutiges Material in der Privatsphäre ihrer eigenen Wohnung anzufordern (z. B. DVDs, Zeitschriften).
- Doppelzimmer oder angrenzende Zimmer stehen den Bewohnern zur Verfügung, die als Paar leben möchten.
- Den Bewohnern stehen Doppelbetten zur Verfügung.
- Personen, die sich ein Zimmer teilen, aber kein Paar sind, stehen Möglichkeiten zur Verfügung, Privatsphäre zu schaffen (z. B. Gardinen, Raumteiler).

Punktzahl ..../6

G Sicherheits- und Risikomanagement

- Sollte die sexuelle Entfaltung eines Bewohners die Rechte anderer beeinflussen oder dazu führen, dass andere sich belästigt fühlen, untersucht die Einrichtung den Grund der Belästigung und sucht nach Wegen, eine Wiederholung zu vermeiden.
- Die Einrichtung bedient sich keiner pharmazeutischen oder physikalischen Beschränkungen, um sexuelle Entfaltung zu kontrollieren, außer in Krisensituationen, in denen ein konkretes Gefährdungspotenzial für andere Bewohner oder die Mitarbeiter gegeben ist.
- In der Einrichtung gibt es individuelle, sinnvolle Aktivitäten für Bewohner mit Demenz, die in ihrem Verhalten dazu neigen, die Rechte anderer zu beeinträchtigen (z. B. andere Bewohner anfassen, in der Öffentlichkeit masturbieren).
- Geschultes Personal beurteilt, ob ein Bewohner mit Demenz in der Lage ist, von Fall zu Fall sexueller Intimität zuzustimmen und einzuwilligen.

- Mitarbeiter werden auf ihr Wissen über die aktuelle Rechtsprechung in Bezug auf sexuellen Missbrauch oder meldepflichtige Übergriffe (Pflichtberichterstattung) hin überprüft.
- Alle Bewohner unterliegen einem Risikomanagement-System, um jedwedes Sicherheitsrisiko im Hinblick auf Sexualität festzustellen (z. B. Sturzgefahr, Schwierigkeiten, ins oder aus dem Bett zu kommen, Schmerzen, andere Gesundheitsprobleme).
- Das Personal wird dahingehend geschult, zu erkennen, ob ein Bewohner in der Vergangenheit oder Gegenwart sexuell belästigt oder missbraucht wurde.
- Mitarbeiter sind in der Lage, Zeichen unerwünschten sexuellen Kontakts zu erkennen.

Punktzahl ..../8

Gesamtpunktzahl ..../69

Punkteauswertung

0–20 Verbesserungswürdig
Ihre Einrichtung sollte ihre Richtlinien und Arbeitsabläufe überdenken, um die Bedürfnisse älterer Menschen in Bezug auf Sexualität besser unterstützen zu können. Der Balance zwischen den Rechten der Bewohner und der Fürsorgepflicht sollte eine größere Bedeutung zuteilwerden. Mitarbeiter, Bewohner und Familienangehörige benötigen wahrscheinlich mehr Fortbildungen, Informationen und/oder Unterstützung. Vielleicht benutzen Sie diesen Fragebogen als Richtlinie, um das Umfeld zu ändern, Fortbildungsmaßnahmen für Mitarbeiter zu entwickeln und/oder andere Ressourcen zu aktivieren, die das Wissen um die Gepflogenheiten älterer Menschen in Bezug auf Sexualität verbessern.

21–40 Gut
Sie sind auf dem richtigen Weg, aber es erfordert noch ein wenig Arbeit, damit Ihre Einrichtung die sexuelle Entfaltung älterer Menschen erfolgreich unterstützen kann. Richtlinien und Arbeitsprozesse und das physische Umfeld müssen die Bedürfnisse und Rechte älterer Menschen auf Sexualität stärker berücksichtigen, was sich darin spiegelt, älteren Menschen und ihren Familien Informationen und Unterstützung zukommen zu lassen. Mitarbeitern sollte die Teilnahme an mehr themenbezogenen Fortbildungen über Sexualität und sexuelle Gesundheit ermöglicht werden.

41–59 Sehr gut
Ihre Einrichtung setzt sich unterstützend für die Entfaltung der Sexualität ihrer Bewohner ein; es gibt aber noch etwas Raum für Verbesserungen. Eventuell können Sie mehr Fortbildungen anbieten oder umfangreichere Informationen für Familien und Bewohner zur Verfügung stellen, oder vielleicht könnte die Unterstützung, die Sie anbieten, etwas angepasst werden. Ihre Richtlinien und Arbeitsabläufe und/oder das Umfeld können vielleicht modifiziert werden, sodass die Rechte der Bewohner noch besser unterstützt werden können.

60–69 Exzellent
Ihre Einrichtung wirkt sich in höchstem Maße unterstützend und einfühlsam auf die Entfaltung der Sexualität ihrer Bewohner aus. Sie befolgen eine Reihe von Richtlinien und Verfahrensweisen, um sicherzustellen, dass Mitarbeiter und Familien jederzeit gut über das Thema Sexualität informiert sind. Risiken werden minimiert und die Rechte der Bewohner geschützt. Das Umfeld Ihrer Einrichtung wirkt sich ebenfalls unterstützend auf die Entfaltung der Sexualität ihrer Bewohner aus und das Thema nimmt offensichtlich einen hohen Stellenwert innerhalb der Pflege in Ihrer Einrichtung ein. Machen Sie weiter so!

Sachregister